"古人医在心，心正药自真。今人医在手，手滥药不神。我愿天地炉，多衔扁鹊身。遍行君臣药，先从冻馁均。自然六合内，少闻贫病人。"这是唐朝诗人苏拯所作《医人》一诗中对医和药的论述。

大医精诚，药材道地，好医配好药，方能药到病除、造福桑梓，自古医药不分家。

近几年来，为推动浙江中医药事业的传承、创新和发展，浙江省中医药学会（以下简称"学会"）致力于推介"浙派中医"和"浙产名药"，组织专家学者对浙产中药材进行了大范围的调研。

学会会员王晓鸣、宋捷民、浦锦宝、周国儿及中医药爱好者朱寅、樊多多等同志在调研过程中，结合自己的专业，将50多味具有浙江特色的优质地产药材，以随笔的写作风格，写下了50篇色彩斑斓的散文，汇聚成《"浙"味本草》一书。

细细品味这本书，它文风清新、用词简洁、雅俗共赏。每篇文章的题目就能让人过目难忘，很吸引眼球，如"白术：与人参齐名""杭白菊：重阳就菊花""灵芝：家门口的好药材""三叶青：民间'药王'""台乌药：以天台者为胜""芙蓉：占尽深秋风姿绝"，佳句连篇。作为不懂中医药的普通百姓，无须太多的中医药知识作为铺垫，在不经意的阅读中，就可以了解到浙江地产好药材的产地、炮制加工和主要功效。

说到本草，浙江省中医药研究院、浙江省名中医研究院研究员，浙江中医药大学兼职教授陆拯先生对本草的古籍很有研究。除了影响极大的李时珍费时27年写成的《本草纲目》外，陆拯先生在其所校点的《本草品汇精要》前言中介绍了10部他认为最有价值、最值得学习研究的古代本草专著：①宋朝唐慎微所著《重修政和经史证类备用本草》，是最完备的总结宋代以前本草的巨著；②元朝王好古所著《汤液本草》，为金元时期本草代表之作，重点突出了易水学派的学术见解；③明朝陈嘉谟所著《本草蒙筌》，是《本草纲目》问世之前重要的本草专著，对药物的鉴别、炮制、应用有较详细的阐述；④明朝兰茂所著《滇南本草》，是我国现存内容最丰富的古代地方本草；⑤明朝刘文泰等所著《本草品汇精要》，为明代官修本草，其特点是简而不繁、一目了然；⑥明朝贾所学所著《药品化义》，是一部不可多得的药学理论联系实际的专著；⑦清朝吴仪洛所著《本草从新》，是一部为纠正"不临证而专信前人"而编著的较为实用的本草专著；⑧清朝邹澍所著《本经疏证》，重点分析了《伤寒论》《金匮要略》等用药理论并进行注疏；⑨清朝周岩所著《本草思辨录》，以《伤寒论》《金匮要略》立方之义，探讨128种药物的药性；⑩清朝唐宗海所著《本草问答》，采用师徒问答形式，探讨中药学理论。

专业人士如果能参考陆拯研究员推荐的这10部不同时期的本草专著，再结合其他相关专业文献，完全可以将《"浙"味本草》作为深入研究浙产名药的入门指南，从中找到灵感、启发思绪，更好地把浙产好药材拓展到新药研究和临床应用中。

期盼浙江本草发扬光大，砥砺前行。

2022年9月11日于杭州

目　录

道地药材都是宝

药食同源为上品

浙江本草八千年

中国地大物博，中华文明上下五千年绵长，而在这深厚的绵长之外，还有更久远的中华本草八千年文化。

文化并非高居庙堂之上，而是与百姓生活息息相关，本草也是如此。

通俗地理解本草，就是中药，包括植物、动物、矿物。说到本草就必然要提到一个人和一部经典古籍。从前的中药店常常挂着这样一幅图画，画里有一位身上长毛、腰围树叶、头上似长有两个突起短角的奇怪之人，这位就是中国医药的始祖，叫神农氏。神农氏是八千年前上古时期的"三皇"之一，与之相关的本草古籍就是《神农本草经》。

《神农本草经》是我国现存最早的中药学专著。有人说是神农氏所著，也有人认为是众多医药学家加工整理而成。之所以称为"本草经",是因为中药源于大自然,具有天然、绿色、污染少、副作用小等优点。中药有草、虫、石之分,"草"泛指植物,植物类药占比85%以上,古有"诸药以草为本"的说法。中药以草为主流、为根本,因此几千年相沿将其称作"本草"。

"浙派中医"本草的历史,最早可追溯到八千年前。浙江萧山跨湖桥遗址出土的绳纹小陶釜,被考古界确定为煎药罐,成为浙江中医使用药材及煎药的有力物证。而在四千多年前的浙江桐庐,一位采药老人和一本集录的故事,将本草与人的关系联系得愈加紧密起来,这就是桐君老人和《桐君采药录》。桐君将药物分为上、中、下三品,同时缔造了处方格律的君臣佐使。桐君老人则被后世尊为"中药鼻祖",他同时也是"浙派中医"本草学派的代表人物。

本草学派是"浙派中医"十大流派之一,以研究中药性味、功效、炮制、应用等为主要内容。学派主要著作除桐君老人所著《桐君采药录》外,另有唐朝四明(今宁波)人陈藏器拾《新修本草》之遗所著《本草拾遗》;宋朝临安(今杭州)人裴宗元等受命编撰的《和剂局方》;清朝钱塘(今杭州)人赵学敏所作《本草纲目拾遗》,该书收载716种《本草纲目》未收录或叙述不详之药,成为本草研究的又一丰碑。

中国传统医药文化底蕴深厚,而承载中药文化的是中华广袤大地上的本草。一方水土养一方人,本草在适宜的土地上幻化为万千道地药材。

历史上形成的"道地药材"主要有"四大怀药""浙八味",川、广、云、贵等地的道地药材。对于浙江来说,"浙八味"是浙江道地本草精粹。

"浙八味"是指浙贝母、白术、杭白芍、浙麦冬、玄参、菊花、温郁金、延胡索,最早出现于明朝著作《本草品汇精要》中。书中药材特别设立"道地"一项,其中与"浙八味"相关的记载是:白术"杭州於潜佳",白芍"海盐、杭、越",贝母"越州"等三种。"浙八味"道地药材的特定称谓形成于中华人民共和国成立以后。

中华人民共和国成立初期,百业待兴,传统中药材货源奇缺导致广大民众有病买不到药、买不起药,如在1954年,108种常用中药材中就有55种严重缺货。党中央、国务院对中药工作极为重视,于1955年3月成立了中国药材公司,对中药材实行统一计划、统一经营、统一管理。从1957年起,国家规定38种大宗药材由国家统购统销,不许自由种植和经营,其中产自浙江的浙贝母、白术、杭白芍、浙麦冬、玄参、菊花、温郁金、延胡索产量大,在全国医药行业占有重要地位,被公认为浙江出产的著名八大味主要药材,其中延胡索和浙贝母在20世纪60年代以前全国仅浙江一地有产。1958年左右,在国内诸多文献中首次出现浙江省出产的著名八大味主要药材,如中国药学会上海分会1958年编撰的《药材资料汇编》、浙江省商业厅与卫生厅编写的《中药材生产技术》、浙江省商业厅中新药管理处编写的《浙江主要药材栽培及加工方法介绍》。1963年9月，中国药学会在杭州召开关于中药质量问题的学术会议。浙江省药学会中药组集体编写的《浙八味综述》中，首次采用了"浙八味"称谓，并沿用至今，这就是我们所说的老"浙八味"的由来。

有"老"就有"新"。2018年3月1日，浙江省经济和信息化委员会、浙江省卫生和计划生育委员会等部门联合公布了新"浙八味"中药材培育品种名单，确定铁皮石斛、灵芝、衢枳壳、台乌药、三叶青、覆盆子、前胡、西红花为新"浙八味"中药材培育品种。自此，老"浙八味"和新"浙八味"共同构成了浙江道地药材的主体阵营。

浙江省药用资源丰富，有中国"东南药用植物宝库"之称。除老"浙八味"和新"浙八味"16种知名道地药材外，还有"磐五味""衢六味""淳六味"等优质地产药材。此外，胡庆余堂阿胶、兰溪芙蓉花、永康五指姜等也是史上知名药材。

每味药材背后都蕴含着地方文化，就拿胡庆余堂阿胶来说吧：胡庆余堂国药号名扬天下，迄今已有148年历史，被誉为"江南药王"。其实早在胡庆余堂国药号开张之前，创始人胡雪岩就已在西子湖畔涌金门内开设了一家胶厂，称为"胡庆余堂国药号第一胶务处"，原址位于杭州市南山路的中国美术学院附近，那里有一面与国药号同样风格的青瓦白墙，其内就是胶厂旧址。

胡庆余堂制阿胶，除选用道地药材外，最具地方人文特色的就是制作中以西湖淡水清洗驴皮加以煎制，取水地是杭州涌金门旁的涌金池，金牛吐水填西湖的故事就源自这里。胡庆余堂阿胶的外形是麻将牌似的方糕小块，与长条大块的北方阿胶相比小巧秀气，自带江南气质，而其品质也是独步天下。1958年无锡药材公司曾举办过一次全国阿胶质量评比，胡庆余堂阿胶以其油头突出、猛拍不裂、烊化无味、胶水明净、黏度上佳而力压众家，夺得魁首。这麻将小块的庆余阿胶，也是杭州医药人文底蕴的体现。

本草与日常相关的缘由，在经典里可见一斑，如在《诗经》中就有数十种动植物药材出现。

　　　　　采采芣苢，薄言采之。
　　　　　采采芣苢，薄言有之。

这说的是车前草。

　　　　　有女同车，颜如舜华。
　　　　　将翱将翔，佩玉琼琚。
　　　　　彼美孟姜，洵美且都。

这就更加脍炙人口了，说的是木槿花。

葛之覃兮，施于中谷，维叶萋萋。

这个讲的就是葛根。

此外，历史上有很多著名诗人，出于对中医药的喜爱，也留下了相关诗句，如：

一枕清风直万钱，无人肯买北窗眠。

开心暖胃门冬饮，知是东坡手自煎。

这是大诗人苏轼亲自烹草药茶招待好友米芾，茶里所用即为麦冬。

本草之名在经典诗词里有迹可循，在日常生活里亦比比皆是。

有人将本草入诗入画，也有人将本草入膳，药食同源的经世致用，让我们的生活从"吃"开始变得更加健康。书中在涉及药食同源的本草时，会为读者献上一两道可在家操作的药膳食谱，以增强实用性：如将新鲜铁皮石斛切段，与鸡、鸭等材料一起用文火炖2～3小时，即可食用；或将新鲜铁皮石斛以文火煎煮后取汁备用，加入其他原料做羹、煲汤等。

而道地药材体现的是浙江引以为傲的丰富药用资源，书中汇集了十几篇关于道地药材的文章，以一斑窥全豹。

另外，只要细心观察，身边的草木扶疏很多都是药材。栀子、金银花、鱼腥草、马齿苋、香椿、银杏等，在懂药材的人眼里都是"宝贝"。而这些"宝贝"真正的价值和背后的故事才是最迷人之处。

基于以上思路，就有了本书的"'浙'里中药美名扬""道地药材都是宝""药食同源为上品""经典流传雅韵藏"四个部分。全书选取了50余味具有浙江特色的优质地产药材，以散文随笔的风格呈现，同时配以名家丹青画作，希望以这种轻松、贴近生活的形式让广大读者了解本草、亲近本草、学用本草。

山水有灵，本草有情。借物言志，生活大美。

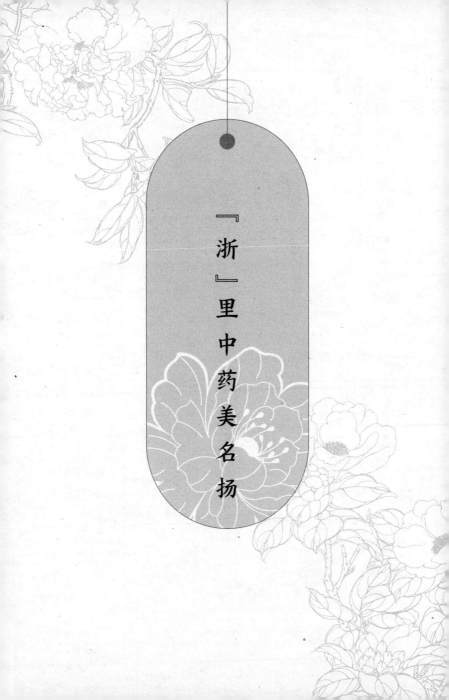

「浙」里中药美名扬

浙贝母：治咳嗽，散肿块

口述　宋捷民
整理　朱　寅

贝母阶前蔓百寻，
双桐盘绕叶森森。
刚强顾我蹉跎甚，
时欲低柔惊寸心。
——宋·张载《贝母》

张载诗中所写的"贝母"，是著名的止咳化痰药。我们在药店常见的止咳化痰中成药里多有贝母，稍微懂些中医药常识的家庭也会用贝母粉与雪梨同蒸来治疗咳嗽。

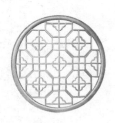

浙贝母和川贝母

贝母按产地不同，有浙贝母和川贝母之分。二者之间的区别好比橘子和橙子的区别。浙贝母和川贝母都属百合科植物，都有鳞茎，但是来源大不相同。

在明朝以前的医书里，没有明确区分川贝母和浙贝母。宋朝记有"越州贝母"，越州就在浙江一带，这是浙江产贝母的首次记载。明朝《本草品汇精要》这本书里，把贝母产区分为峡州和越州，峡州就在今天的三峡、重庆、四川一带，所以说浙贝母和川贝母的区分是从明朝开始的。

其次，它们的外形也不一样。

浙贝母的外形是扁球状，直径1～3.5厘米，高1～2厘米。浙贝母的外层有两枚大小相近的鳞片，是折叠在一起的，整体外观颜色为黄白色至灰黄色。

川贝母的外观是圆锥状，直径0.5～1厘米，高0.4～1厘米，比浙贝母小得多。川贝母的外层也有两枚鳞片，但是大小悬殊，是大片鳞片紧紧环抱着小片，颜色是类白色。

两者最重要的区别是：功效不同。

川贝母苦中带甜，浙贝母不甜纯苦。川贝母补肺润肺；浙贝母不补肺，泄火泄气。川贝母性偏于润，肺热燥咳、虚劳咳嗽用之为宜；浙贝母性偏于泄，风热犯肺或痰热郁肺之咳嗽用之为宜。至于软坚散结之功，川、浙二贝均有，但浙贝母远比川贝母有效。

总的来说，浙贝母长于宣肺泄热、软坚散结，而川贝母长于清热润肺，所以在临床使用时应予区别。

道地的浙贝母

浙贝母最早的种植地其实是在杭州。据说在明末清初的时候，钱塘江边笕桥那块地方就种了贝母。

古时候贝母可是很值钱的，俗话说"一担贝母一船谷"，一扁担贝母能换回来一船稻谷，这船还不是内河的小船，而是大吨位的海船。

清朝康熙年间，钱塘江堤坝坍塌，咸的海水倒灌进来，土地变成了盐碱地，再也不适合贝母生长。当地雇了几个宁波象山的工人来修堤坝，象山人一看，贝母这东西这么好啊，就把它移栽到象山，大面积种植，从此象山便成了浙贝母的主产地，附近的鄞县（今宁波鄞州区）等地也有传播，以至于浙贝母博得个"象贝"的美名。

浙江的贝母资源原来主要分布于宁波的象山、鄞县、余姚和金华磐安、杭州市郊等地。近年来随着种植业结构调整，金华磐安地区的浙贝母栽培面积迅速扩大，现已成为浙贝母的主要产区。

浙贝母是一种很伤地力的植物。一块地种了几年贝母，就不能再种下去了，要找一块新地或轮种其他作物，才能保证浙贝母的产量与品质。

浙贝母的炮制工艺十分烦琐。浙贝母丰收采摘季，正好是江南地区的梅雨季。为了防潮，更好地保存药材，古时候象山人会把海边的贝壳烧成灰，用这种灰裹在贝母外面吸收水分，然后才拿去晒。晴天立刻晒，雨天摊开晾，然后堆放，让贝母内汁渗到表面，再晒或晾，反复多次才能完成。其间不能偷懒，一偷懒贝母就会发霉。

为了防止浙贝母霉烂并使之外观好看，部分农民、商人开始用硫黄来熏药材。但是被硫黄熏过的浙贝母药性会发生变化：浙贝母是寒性的，而硫黄被称为"火中精"，热性极强。寒热相抵，自然会大大降低浙贝母的药力。倘若用硫黄熏上多次，甚至会将浙贝母从寒性转为热性，这样的药若是被运用到临床上，恐怕会起反作用，所以浙江省很早就严令禁止用硫黄熏蒸药材了。

如果想自己买浙贝母，挑选的时候要注意：除认准道地药材产地外，千万不要买那些色泽洁白、晶莹剔透的浙贝母——越是漂亮，越有可能是被硫黄熏过的。

浙贝母用于哪些疾病

浙贝母性寒味苦，归肺、心经，具有清热化痰、散结消痈功效。《本草正》中称赞浙贝母："大治肺痈肺痿，咳喘，吐血，衄血，最降痰气，善开郁结，止疼痛，消胀满，清肝火，明耳目，除时气烦热，黄疸淋闭，便血溺血；解热毒，杀诸虫及疗喉痹，瘰疬，乳痈发背，一切痈疡肿毒，湿热恶疮，痔漏，金疮出血，火疮疼痛，较之川贝母，清降之功，不啻数倍。"

最近几年，浙贝母的价格越来越高了，我觉得和某些疾病发病率上升有很大关系。

浙贝母是软坚散结功效很好的一味药，过去用来治疗瘰疬、瘿瘤、痰核、痈疡疮毒，而现在则广泛用于治疗乳腺结节、甲状腺结节、小叶增生、前列腺炎、皮下囊肿等，以及乳腺癌、肺癌等恶性肿瘤和良性肿瘤。只要身体表皮或体内有结节、肿块，都要用到浙贝母。

浙贝母的另一主要用途是治疗热性咳嗽。浙贝母性偏苦泄，偏泄肺热，外感风热、燥热以及痰热均可使用。

治风热咳嗽：常配桑叶、杏仁等药以增其疏风散热、止咳化痰等效。

治燥热咳嗽：常配麦冬、玄参等药以润燥化痰止咳。

治痰热咳嗽：常配瓜蒌、天花粉等药以清热化痰、润肺止咳。

把浙贝母和乌贼骨等药配在一起，叫"乌贝散"，对胃病也很有效果，比如可用于慢性胃炎、胃及十二指肠溃疡、幽门螺杆菌感染等的治疗。

浙贝母还可以做成药膳

浙贝杏仁露：将浙贝母洗净，杏仁用水浸泡片刻，去皮、尖洗净；将浙贝母、杏仁放入砂锅，加适量清水煮沸，加入冰糖煮30分钟，去渣留汁待凉后饮用。本品具有清热化痰、镇咳之功效，适合患肺炎的中老年人饮用。

乌鸡浙贝汤：将浙贝母洗净，乌鸡宰杀去脏、毛、爪、头，姜切片，葱切段。将浙贝母放入乌鸡腹中，放入炖锅内，加入丹参、绍兴黄酒、葱、姜，放适量水，置于武火上煮沸，再用文火煮炖45分钟，加入适量盐即可。食法：每次吃鸡肉100克左右，喝汤500毫升左右，佐餐食用，两日一次即可。本品是癌症患者可以放心选择的药膳。

贝母冬瓜汤：冬瓜一个，切去上端当盖。挖出瓜瓤，填入浙贝母12克、杏仁10克、冰糖少许，入锅内蒸熟后早晚分服。本品止咳化痰润肺，为肺气肿患者常用的药膳。

使用时要注意，浙贝母不可以和乌头、附子同用，脾胃虚寒及有寒湿痰饮者也不适合服用。

白术：与人参齐名

文 宋捷民

市中何处觅灵踪，
满把云腴手自封。
药重一丸惭魏帝，
蔘夸五叶谢神农。
——清·厉鹗《于潜王明府寄白术》

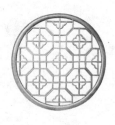

这是清朝钱塘（今杭州）人厉鹗所作之诗，对於潜白术的赞美之情跃然笔下。诗人把白术喻为传说中的仙药，与人参齐名。

白术最早见于辞书之祖《尔雅》，被称为"术，山蓟"。术是一种以形态命名的药物。李时珍说："术字篆文，象其根干枝叶之形。"故称其为"术"。术有红白两种，古代不分，一起应用，在长期使用中渐渐发现两者功效相异，到宋朝开始分开使用，白者称白术，红者称苍术。在此主要讲讲白术。

於潜白术最佳

白术主产于浙江、湖北、湖南等地，以浙江於潜产者为最，称为"於术"，是有名的"浙八味"之一，又以冬天所收为优，称为"冬术"。白术原来野生于山区、丘陵地带，野生种在产地几已绝迹。现各地多为人工栽培，以浙江产量最丰。

早在明万历年间，《钱塘县志》便有记载："白术生杭越，以大块紫花为胜，产於潜者最佳。"明清以来，於潜产的白术一直被列为贡品。野生於术更为珍贵，切开之断面呈淡黄色菊花状，如伴有朱砂点、清香无比者，则被视为术中极品，可与人参相提并论，药界常称"南参北术"，为何这样称谓呢？盖水土之异、气候之差，北人食白术进补功效犹如南人食人参。

据《於潜县志》记载：清同治、光绪年间，於潜城内店铺昌隆，高挂"道地药材""经销於术"等招牌，挑选形如佛手、鸡腿、仙鹤、竹鞭之白术，精工巧制，留柄五市分并系上红线，装于精致盒中作珍品，出售给全国各大著名药店，如同仁堂、达仁堂、鹤年堂、同济堂。其售价几近人参，声名为之远扬，江、浙、川、湘、鄂、沪药商齐来贩运，甚至出口至海外。

白术的应用

白术属菊科多年生草本植物，入药主要用其根茎。《神农本草经》将其列为上品，谓之"久服轻身，延年，不饥"。金元时期名医张元素谓白术："除湿益燥，和中补气，其用有九。温中，一也；去脾胃中湿，二也；除胃中热，三也；强脾胃，进饮食，四也；和胃生津液，五也；止肌热，六也；治四肢困倦，嗜卧，目不能开，不思饮食，七也；止渴，八也；安胎，九也。"临床上，本品以健脾益气、燥湿为主，又能利尿、止汗、安胎。

白术甘温，入脾、胃经，善于补气健脾，用于气短倦怠、食少便溏或泄泻等疾。单用其熬膏服用，即可产生疗效；若与人参同用，则药力更佳，如参术膏；若再加入茯苓、炙甘草，则健脾益气作用更强，如四君子汤。

治疗婴儿腹泻，用白术20克、鸡内金12克，炒黄，研末过筛；苹果1个，取50克捣烂，并与上药混合成糊状。每次15克，每天4次。

治疗小儿脾虚流涎者，可单用白术捣碎，加水和食糖蒸汁服，谓白术饮。

对于脾气虚衰、清阳不升、中气下陷而见久泻脱肛、胃与子宫下垂等症，常用本品与黄芪、升麻等配伍，健脾益气，升阳举陷，如补中益气丸。

白术既能补气健脾，又可燥湿利水，可治疗脾虚水肿，常与茯苓、泽泻等药配伍。

对于常常自汗者，或恶风、易反复感冒者，多配伍黄芪、防风同用，如玉屏风散。

白术补气健脾。脾健气旺，加之白术本有安胎之效，则胎儿得养。若气虚兼内热，而胎动不安者，与茯苓同用，如安胎丸；若气虚胎动不安，胎萎不长者，配伍党参、茯苓等药，如助胎方。

口腔经常溃疡者，用生鲜白术，每次25克当茶饮，可连服一周。

重用生白术（30～60克）有通便之效，单用水煎服即可，能使干燥坚硬的大便变软，容易排出。

白术煎服，常用6～12克。炒用可增强补气健脾止泻作用。

白术性偏温燥，热病伤津及阴虚燥渴者不宜服用。

服用白术时，忌食桃、李、菘菜、雀肉、青鱼。

《药品华义》记载："凡郁结气滞，胀闷积聚，吼喘壅塞，胃痛由火，痈疽多脓，黑瘦人气实作胀，皆宜忌用。"

最后，引用清朝赵瑾叔的《本草诗》给白术做一总结："金浆玉液味和调，白术於潜产最饶。逐水消痰脾不泻，和中补气腹无枵。"

杭白芍：赠之以芍药

文／王晓鸣

洧之外，洵訏且乐。
维士与女，伊其相谑，赠之以勺药。

——《诗经·郑风·溱洧》

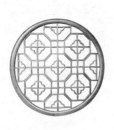

从《诗经》中可见，古代青年男女恋爱时，彼此相赠的信物就是芍药。芍药的花语之所以有依依惜别、难舍难分之意，也可能是来源于此。别认为只有玫瑰是爱的象征，要知道芍药才是真正的"爱神"；比起西方带刺的玫瑰，芍药不仅美丽，还是良药，更富中国特色。

杭白芍是浙江的道地药材，被誉为"浙八味""磐五味"之一。一直想去磐安，看大片芍药花开的景象，无奈因为花期难遇，错过了好几回。今年，早早与磐安故人约好，待到芍药花季，终于成行，圆了梦。

芍花绽放云水谣，再登大坪

4月下旬，行驶在磐安的乡间路上，稍加留意，就能看到绽放的芍药花点缀在村落间，只见青山叠翠，农舍错落，炊烟袅袅，芍花摇曳，好一幅大美山水画。

我们此行的目的地是磐安县冷水镇大坪山顶的云水谣农庄。我是第二次到访这里了。记得上一次是3年前，高山上刚种植了一些药材，当时听了农庄主描绘的愿景宏图，很是期待。时隔3年，云水谣到底发展得怎么样了？

云水谣海拔最高处达800多米，是一处集种植、观光、度假、避暑等多功能于一身的现代农业园区。这里最负盛名的是中药材种植，品种有20多个，如芍药、延胡索、贝母等，都是磐安道地中药材。园区内种植的猕猴桃、水蜜桃、杨梅、石榴等果树均已成材。每年4月下旬至5月上旬，这里大片的芍药花竞相绽放，吸引了众多游客前来赏花游玩。到了夏季，云水谣更是"高山避暑"之胜地。园区内划分了多个功能区：中药材种植区、四季果蔬种植区、特色别墅区、野炊烧烤区、爬山长廊、观光亭、森林吧台、露营场所、农家住宿等，已成规模。

沿着山道走着，百亩芍药呈现在眼前。芍药花已次第开放，虽还未到最佳赏期，已见千株芍药。有的芍花红粉翩翩，有的花蕾含羞朵朵，占尽暮春风头。盛开在高山上的芍药花，犹如花神再临，惊艳人间，在万绿丛中泼洒了

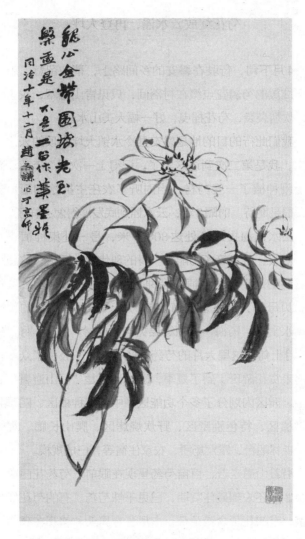

清·赵之谦《墨芍药》

胭脂万点……

　　站在山顶观景楼台极目远眺，山峦层染，云雾缭绕，微风送爽，花香四溢，舒心、洗肺、养眼，唯有此地。

芍为"花相"列"中品"，仲景良方

　　相传，牡丹和芍药均非一般花种。某年人间流行瘟疫，花神为救世人，盗了王母娘娘的仙丹撒下人间。结果有一些变成了木本的牡丹，另一些则变成了草本的芍药，用于治疗瘟疫。如今，牡丹和芍药不仅是名花，而且均已入药，牡丹的根皮和芍药都是常用中药。

　　《本草纲目》描述道："芍药，犹绰约也，美好貌。此草花容绰约，故以为名。"因芍药为草本，又称为草芍药。君子们远行别离时，互赠芍药以表惜别之情，故又名"将离"。在中国的花卉中，古人将牡丹排在第一，而芍药则位列第二，被推为"花相"（花中宰相）。芍药花多为簇生，与牡丹花单生类比，美艳不分伯仲，而数量可以胜之，被誉为"花相"名副其实。

　　芍药入药出自《神农本草经》，被列为"中品"。张仲景是应用芍药的高手，其所著《伤寒论》中涉及芍药的方剂有桂枝汤、葛根汤、芍药甘草汤、四逆散、当归四逆汤等，把芍药和营、养血、柔肝、止痛等功效运用得出神入化。后人在张仲景的基础上加以发扬，以芍药为主药的方剂更是不胜枚举。

芍分白赤细分说，功效各异

《神农本草经》中无白芍、赤芍之分，统称为"芍药"。至唐朝，均沿用"芍药"一名。直至宋朝，才逐渐明确了白芍、赤芍在功效和主治上的区别，正式将二者视为两味独立的药物。

虽然白芍、赤芍均属毛茛科植物，根部入药，但由于两者功效不同，还是需要区分清楚。一般情况下，白芍取材于栽培品种，而赤芍多为野生。如今野生的芍药很少了，人们往往通过加工方法的不同加以区别：白芍需除去外皮，再煮后晒干入药；而赤芍不用去外皮，直接洗净晒干就可以入药了。

从炮制上来说，白芍的炮制方法较多，现行《中华人民共和国药典》（以下简称《中国药典》）收载有白芍、炒白芍、酒白芍三种饮片规格的炮制方法，而赤芍仅收载了生品一种规格。

从性味、归经上讲，白芍味酸、苦，性微寒，归肝、脾经；赤芍味苦，性微寒，归肝经。

在功效方面，白芍与赤芍的差异更为显著。李时珍总结道："白芍药益脾，能于土中泻木；赤芍药散邪，能行血中之滞。"白芍功在补和收：补者为补肝血、养肝体，收者是柔肝气、敛肝阴，长于益阴和营、养血柔肝、平抑肝阳，兼能安脾。赤芍功在泻与散，长于清热凉血、活血化瘀，兼泻肝火。二者共同之处是止痛，均可治疗疼痛的病症，关键是仔细辨证，随证选用。此外，白芍还可安胎止漏、清热止痢、通利小便；赤芍还有消痈散结的作用。仅是白芍一味药，炮制方法不同，如炒、酒或生用，功效也各异，还需细细体会。

芍药的功用在于补、收、泻、散之间，临床应用十分广泛。国医大师何任说"几无方不用之"，认为"只要诊断明确，认证确切，当用则用"。

天上花神"赠之以芍药"，人间朋友依依难舍亦芍药，芍药这味药真值得我们依恋一辈子。

浙麦冬：养阴上品

文 王晓鸣

一枕清风直万钱，
无人肯买北窗眠。
开心暖胃门冬饮，
知是东坡手自煎。
——宋·苏轼
《睡起闻米元章冒热到东园送麦门冬饮子》

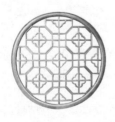

苏轼这首诗讲了这么个故事：大热天难得趁着凉风好睡午觉，可米芾不好好休息，却来东园相访。苏轼便亲自下厨，准备了清心养胃的麦冬饮招待好友。那么，这里的麦冬是怎样一味中药呢？

麦冬，系百合科沿阶草属植物，又称麦门冬。细长而又四季常青的叶子被用作园林绿化，人们常在公园和小区的路边见到细细长长的麦冬，它柔软地垂向地面，有人说像韭菜，也有人说像麦苗。当你知道这就是麦冬时，定会恍然大悟："这就是麦冬呀！"是啊，这俯首在路旁，为园林作陪衬的麦冬，竟是名列"浙八味"之一的麦冬。

俯首甘为路边草

若你有心，在公园里常可看到麦冬踪迹，因其抗旱耐寒，不怕晒又喜阴，很好打理，绿化价值高，常被作为园林植物广泛种植。要想了解麦冬，就得像它那样弯腰低头，才能见识其内涵与温柔，否则，你只能看到五彩斑斓的各季花卉，却会忽略俯首甘为路边草的麦冬。

麦冬也会开花，在春末至夏季，开出一串串紫色的花序。我总想把麦冬花展现出来，因为很多人误以为麦冬是草，不会开花。可是，它太低调了，我从不同角度都拍摄不好，反映不出麦冬花成片盛开的神韵。据说，麦冬的花语是无畏，不求回报。默默无闻，莫如麦冬。

到了深秋，麦冬的果实如蓝色的小珠子，在深绿色的叶丛中，很不起眼，如很多小东西一样，需有慧眼才能辨识。

高调美誉"浙八味"

浙江中医药大学的林乾良教授及其团队在《浙八味及其相关品种的产地变迁》这篇论文中记述，麦冬始载于《神农本草经》，源于河南，唐朝有浙产记载，明朝浙江有栽培品。《本草纲目》称："麦门冬，古人惟用野生者，后世所用多是种莳而成……浙中来着甚良。"可见浙江栽种麦冬历史悠久，在明朝就视浙产麦冬为良品。

浙麦冬中最负盛名的是产于杭州笕桥一带的麦冬，又叫"笕麦冬""杭麦冬"。成书于1927年的民国鉴药专著《增订伪药条辨》写道："按麦门冬，出杭州笕桥者，色白有神，体软性糯，细长皮光洁，心细味甜为最佳。安徽宁国、七宝，浙江余姚出者，名花园子，肥短体重，心粗，色白带黄，略次，近时市用，以此种最多。四川出者，色呆白短实，质重性粳，亦次。湖南衡州、耒阳县等处亦出，名采阳子，中匀，形似川子，亦不道地。"文中将各个产地的麦冬进行了描述，按质量排序得非常清楚。

数百年来，"笕麦冬"一直被视为麦冬极品。然而，不知从何时起，随着杭州城市建设的铺开，"笕麦冬"就绝迹了。有一篇报道曾记载：2005年9月，浙江省林学院植物系的楼炉焕教授赶到杭州笕桥镇，寻找"笕麦冬"种源，搜遍大街小巷、村田村舍，竟一无所获。由于"笕麦冬"已绝于世，如今中药房里的浙产麦冬大多源自宁波慈溪、余姚等地，便统称为"浙麦冬"了。

慈溪、余姚一带种植麦冬历史悠久。据有关史料记载，早在明成化年间（1465—1487年）就已有种植。清朝末期，宁波药帮兴盛，药商云集，浙麦冬与象贝母一起，作为宁波道地药材，销往各地。20世纪50年代，浙麦冬成为浙江省著名八大主要中药材之一。

品质优良浙麦冬

作为中药材的麦冬指的是麦冬的干燥块根，由于产地不同而有浙麦冬和川麦冬之分。顾名思义，浙麦冬产于浙江，川麦冬产于四川。浙麦冬为三年生采收入药，川麦冬生长一年即可采收。所以，浙麦冬的药用价值优于川麦冬，市场价格也要贵数倍。

浙麦冬外形瘦长，表皮有褶皱，色泽淡黄；川麦冬外观较饱满，偏白色。有些不懂行的人，会单凭麦冬卖相，误以为川麦冬较好。所以，浙麦冬由于价格、外观等原因，在市场上很难与川麦冬竞争。与许多浙江道地药材命运相似，浙麦冬近几年种植和产量在逐渐减少。

慈溪的崇寿镇是著名的"麦冬之乡"：在滩涂围垦的土地上，非常适合麦冬的种植和生长。在崇寿镇领导的陪同下，我们拜访了当地的麦冬种植大户——钟建良先生，他向我们介绍了这片近200亩（1亩=666.67平方米，下同）麦冬的种植情况。

麦冬的采收季节在五六月份，我们去的时候，成材的麦冬已经采挖完，大棚内的麦冬正在做晾晒处理。远处，一大片绿油油的麦冬覆盖在平整的土地上。广场上，工人们正在烈日下挥汗如雨，用半机械化手段把晒干的麦冬切根成段。我顺手抓了一把麦冬，闻了闻，没什么气味，挑了一段放入口中嚼，口感微甜，有些粘牙，表皮呈现晒干后脱水的褶皱，色泽淡黄，符合麦冬优品的特征。

钟建良种植麦冬有30多年了，对它有着深厚的感情。他期待，历史悠久的慈溪麦冬产业能重现辉煌。"一分价钱一分货"，希望中药饮片优质优价的定价原则早日实现，否则，"浙麦冬"也难逃"笕麦冬"的厄运。

园林中的麦冬，红花还需绿叶衬，谦逊称谓低头草；中药材的麦冬，优质优价细分说，好药亦需勤吆喝。

养阴上品数麦冬

麦冬的药用价值很高，早在《神农本草经》中就被列为上品，言其"久服轻身，不老不饥"。麦冬味甘、微苦，性微寒，归胃、肺、心经，主要有养胃阴、滋肺阴、益心阴、清心除烦四大功效。由麦冬组成的常用方剂有：

麦门冬汤：由麦冬、半夏、人参、甘草、粳米、大枣组成，是治疗肺胃阴虚、气机上逆所致咳嗽或呕吐之常用方剂。

生脉散：由人参、麦冬、五味子组成，具有益气生津、敛阴止汗的作用，主治气阴两虚证，如汗多体倦、心慌心悸、咽干口渴等症。

增液汤：由玄参、麦冬、生地组成，具有增液润燥的功效，常用于津亏便秘证。

沙参麦冬汤：由北沙参、麦冬、玉竹、天花粉、扁豆、桑叶、甘草组成，具有甘寒生津、清养肺胃的功效，主治口渴咽干或干咳少痰等症。

此外，还有许多中药方剂中含有麦冬，如清燥救肺汤、养阴清肺汤、天王补心丹等，这里就不一一列举了。

总之，麦冬是养阴上品，以养胃、肺、心为主，药用价值高，药性温柔和缓，医疗功效广泛。低调的麦冬与其他浙产道地药材一样，需要被重新唤起，发扬光大，毕竟一方水土孕育一味良药，实属不易。

玄参：清热凉血之要药

文 浦锦宝 徐 攀 樊多多

荧荧灯火临书卷，
续续蛙声入桂林。
背后曲肱眠小子，
床头酌酒服玄参。
——宋·陈藻《桂堂秋夜》

这首小诗系南宋中后期闽学重要传承人陈藻所作，讲的是初秋之夜，坐在厅堂里读书，闪烁的灯火照着书卷，断断续续的蛙声由窗外传来，坐在背后的伴读书童弯着胳膊作枕头悠然入眠，只剩诗人独依床头，喝着玄参酒，静思人生之苦。诗中非常生活化地描绘出当时人们在生活中服用中药玄参的场景。

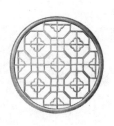

"玄参"之由来

玄参是浙江传统道地药材,"浙八味"之一。李时珍释其名曰"玄,黑色也",取其断面乌黑油亮之意。玄参又名元参,因避讳清朝康熙帝"玄烨"之名,故在《石室秘录》中改"玄"为"元",而得元参之名。

玄参入药始载于《神农本草经》,被列为中品,自魏晋时期《吴普本草》、南朝《本草经集注》、唐朝《新修本草》、宋朝《证类本草》、明朝《本草品汇精要》《本草汇言》《本草乘雅半偈》至现代各版药典均有著录。

玄参性喜温暖湿润气候,以根条粗壮、皮细薄、肉肥厚、体重质坚、性糯、断面乌黑油润不空泡者为佳,浙江磐安、东阳、缙云等地所产浙玄参质量最佳,为玄参之上品。历代对于玄参的规格等级划分强调产地质量,以浙玄参为道地药材,并在此基础上结合性状,如枝条粗细、质量大小、断面颜色等进行评价。

玄参之功效

玄参性微寒,味甘、苦、咸,既能清热凉血,又能泻火解毒。《太平圣惠方》中记载同名方剂玄参散有13首,虽方中各药组成和用量不一,但均以玄参为主药,主治咽喉肿痛、饮食不利及余肿不消者。

关于玄参还有一个有趣的小故事。

三国时期，蜀国大将张飞是个性情暴躁之人，话不投机就破口大骂，这与其不规律的作息密切相关。话说有天晚上，关羽与张飞一起饮酒，酒席过半，张飞突然牙疼发作，痛不堪言，一位名叫正马的侍从立刻上前劝阻不要再喝，却被张飞用马鞭痛打，而另一名出身医学世家名叫玄台的侍从观其症状已有判断，立马请缨去酒窖抱酒。说是取酒实为煎药，玄台将一包黑色的药材水煎成汤，倒入酒中混合，拿给张飞喝。张飞醉意上涌，喝了一碗又一碗，还直叫道："好酒，好酒，快快再拿些来！"张飞一直喝，不再发怒，牙也不痛了，酣然入梦。

玄台所熬的黑水，就是现在所说的玄参。因为他爷爷是医生，知道这药可以降火解毒，治疗心烦气躁，用于牙痛、口腔溃烂的效果也非常好。玄参从此多了一个名字叫玄台，此名也流传于后世。

玄参之药膳

除药用外，玄参也可入膳食疗，常见的药膳有：

玄参猪肝汤：准备玄参15克，猪肝500克，料酒、姜、葱各5克，鸡精、盐各适量。将玄参洗净，切片，用纱布包好，与猪肝同煮1小时，取出猪肝切片备用。加入葱、姜煸炒去腥，再加入猪肝原汤、鸡精、盐调味。本品具有滋阴补血、养肝明目的功效，用于阴虚火旺所致的目涩昏花、红赤不甚、羞明轻微之症，还可适用于急、慢性结膜炎和更年期综合征等。

玄参茶：准备玄参、麦冬、桔梗各5克，甘草1.5克。将各药材打粉，以纱布包裹，用开水冲泡饮用。本品适用于长久抽烟的瘾君子肺阴不足咳嗽的症状。

玄参乌梅粥：准备玄参、乌梅各15克，糯米30克，冰糖适量。将玄参、乌梅加水适量煎煮，去渣取汁。糯米加水煮成稀粥，等粥成时兑入药汁，加冰糖，稍煮即可。本品具有滋阴清热、生津润喉的功效。

玄参生地猪肉汤：准备玄参、生地各80克，马勃20克，陈皮1角，猪肉250克，盐少许。将玄参、生地、马勃、猪肉分别洗净，陈皮用水浸透，分别洗净，瓦罐内加入适量清水，武火煮至水滚，放入全部材料，候至水再滚，改中火炖2小时，加盐少许调味。本品具有清热消肿、养阴解毒的功效，用于口腔癌，尤其是喉癌的声音嘶哑、喉咙肿痛、喉部溃烂、口臭恶心、烦热不适等症。

杭白菊：重阳就菊花

王晓鸣

故人具鸡黍，邀我至田家。
绿树村边合，青山郭外斜。
开轩面场圃，把酒话桑麻。
待到重阳日，还来就菊花。
——唐·孟浩然《过故人庄》

浙江桐乡是"中国杭白菊之乡"，桐乡杭白菊是中国地理标志保护品种，杭白菊是浙江省道地药材"浙八味"之一。桐乡市石门镇是杭白菊主导产业示范区，种植栽培杭白菊的历史悠久。趁着重阳之日，与家人朋友一起到桐乡石门杭白菊种植基地，听杭白菊故事，识本草知识，品菊花茶，回味诗人"还来就菊花"的心境……

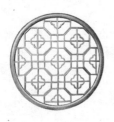

源于民间的故事

白菊花既产于桐乡，又为何被称为"杭白菊"呢？

据传，早在民国初年，桐乡的白菊花就被当时的汪裕泰茶庄转手销往南洋各国，誉满海内外，而桐乡本地的菊商朱金伦也因此获益匪浅。朱金伦从农户手里收来晒干的菊花，经过精心处理、加工和包装，并按茶庄要求贴上商标和产品说明，然后转卖给南洋商人梁老板。徽帮茶商汪自新（汪裕泰茶庄老板）是个精明人，熟谙商界竞争之道，为防止南洋商人甩掉他这个中间商，就吩咐朱金伦，在所有桐乡出去的白菊花封包上，都贴上"杭州西湖金伦茶菊庄"字样。后来，精明的梁老板果然"过河拆桥"，撇开汪老板直接来杭州寻找"西湖金伦茶菊庄"。当然，他是找不到的，但自此桐乡的白菊花就冠上了"杭白菊"的名号，一直沿用至今。

桐乡杭白菊花瓣白色，花心黄色，气味清香，味甘、微苦，因集饮用、药疗、观赏于一身，被誉为菊中上品。每至暮春，菊苗遍植，青绿万丛，农事渐忙；而届深秋，繁华如雪，弥望皆白，清香四溢。源于桐乡的菊文化，集品菊、赏菊、画菊、吟菊为一身，芳名远扬，驰名中外。

现代化的科技，早已将杭白菊制成各种产品，白菊、胎菊、菊叶甚至菊花饮品都可在市面上觅见。产于桐乡的杭白菊，一方面作为医疗保健佳品，进入寻常人家；另一

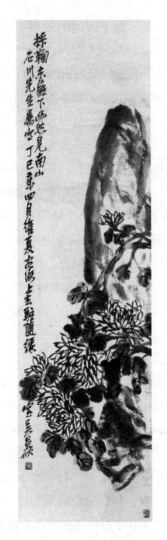

吴昌硕《菊石》

方面，作为药食两用产品，远销海内外。南洋商人梁老板若还在世，定不会再到杭州寻找杭白菊了。

本草典籍论菊花

菊花为菊科植物菊的头状花序。《本草纲目》中有"菊之品凡百种"的记载，其中以杭菊、亳菊、滁菊、贡菊（徽菊）和怀菊最为有名。因花色不同，又有白菊花和黄菊花之分。

菊花性微寒，味甘、苦，归肺、肝经，具有疏风散热、平肝抑阳、清肝明目、清热解毒的功效。常用于治疗风热感冒，温病初起；肝阳上亢，眩晕头痛；目赤肿痛和疮痈肿毒等证。白菊花味甘，长于清肝明目；黄菊花味苦，偏于疏风清热。

有关菊花入药，早在《神农本草经》中就已收载。《神农本草经》将菊花列为上品，记载道："鞠华（菊花），味苦平，主风，头眩肿痛，目欲脱，泪出，皮肤死肌，恶风湿痹。久服，利血气，轻身，耐老延年。"

李时珍在《本草纲目》中描述："菊春生夏茂，秋花冬实，备受四气，饱经露霜，叶枯不落，花槁不零，味兼甘苦，性禀平和。昔人谓其能除风热，益肝补阴，盖不知其得金水之精英尤多，能益金水二脏也。补水所以制火，益金所以平木，木平则风息，火降则热除，用治诸风头目，其旨深微。"

《和剂局方》中有两则菊花的经典方剂：

菊花茶调散：菊花、薄荷、荆芥、川芎、防风、羌活、甘草、白芷、细辛、僵蚕。治头目眩晕、偏正头痛、目赤鼻塞。

菊花散：白菊花、白蒺藜、羌活、木贼、蝉蜕。治肝受风毒、眼目赤肿、昏暗羞明、多泪涩痛、渐生翳膜。

菊花的本草生活

杭白菊气味芬芳，色泽迷人，采集方便，且干燥后易于保存，备受人们喜爱。每年10月底11月初，桐乡石门等地可见白菊点点。近几年来，杭白菊资源充裕，因而在生活中得以广泛应用，除菊花茶饮外，还有菊花枕、菊花酒等用途。

菊花茶

杭白菊肉质肥厚，清纯甘美，特别适合泡茶饮用。茶饮以胎菊为优，胎菊即未完全开放的杭菊花蕾，香气浓郁，口感清甜。泡饮菊花茶时，最好用透明的玻璃杯，每次放上四五朵，用沸水冲泡2～3分钟，待茶水渐渐呈现微黄色，即可饮用。每次喝时不要喝完，留下1/3杯茶水，再续沸水。如此饮茶，清香四溢，赏心悦目。加入枸杞子可增强养肝明目的作用，即为驰名的"菊杞茶"了，尤其适宜视力疲劳或双目干涩不适时饮用。也可放入少许冰糖或蜂蜜，这样喝起来味更甘。爱美的女人们，可以根据自身体质，配制"三花茶""八宝菊花茶"等，冬日热饮，夏日凉服，它们都是很好的饮品。

菊花枕

菊花枕是根据"闻香祛病"的理论，用药枕来医治头项诸疾。早在《本草纲目》中即有菊花"作枕明目"的记载，著名诗人陆游也多有描述菊花枕的诗句，如"头风便菊枕，足痹倚藜床"。笔者收集了菊花枕的配方数则，可供参考应用。

● 取杭白菊干品1000克，川芎400克，牡丹皮、白芷各200克，装入枕套内。一般每个药枕可连续使用半年左右，常用会感到神清气爽、精神饱满。

● 取杭白菊干品500克、决明子500克，装入枕芯中。菊花疏风清热、明目、解毒。对肝阳上亢之头晕目眩、目赤羞明、视物昏花有良效，尤适于高血压病患者。

● 取黄白菊花各150克、苦荞麦皮200克、黑豆皮100克、决明子300克，同装入枕芯中。此枕养阴清热，适用于肝阴不足、肝火上炎而致的目赤肿痛、干涩羞明、视物不清等症。

菊花酒

菊花酒其味清凉，具有养肝明目的作用，喜欢饮酒的人可以选用。

菊花用于酿酒，早在汉魏时期就已盛行。据《西京杂记》载："菊花舒时，并采茎叶，杂黍米酿之，至来年九月九日始熟，就饮焉，故谓之菊花酒。"这里说的是，在菊花盛开时，将之茎叶并采，和谷物一起酿酒，藏至次年重阳节时饮用。《荆楚岁时记》亦载："九月九日，佩茱萸，食莲耳，饮菊花酒，令长寿。"后来，饮菊花酒逐渐成了民间的一种风俗习惯，尤其是在重阳时节，饮菊花酒别有一番风味。

温郁金：三种好药材

文 王晓鸣

安排诸院接行廊，
外槛周回十里强。
青锦地衣红绣毯，
尽铺龙脑郁金香。
——五代·花蕊夫人《宫词》

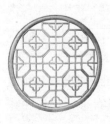

这是花蕊夫人的诗句，形象地描述了唐朝皇帝宠幸后宫时的铺张场面："青锦地衣红绣毯，尽铺龙脑郁金香。"诗中的郁金香不是观赏花卉郁金香，它是一种香料，与龙脑香一样，都属于珍贵的香料。现在我们来说说制作这种香料的植物"郁金"，它也是中药材。

我国郁金有三大产区，即广西的"广郁金"、四川的"川郁金"和浙江的"温郁金"。温州瑞安市是温郁金的原产地和主产区，其主要分布在飞云江中下游的陶山、马屿、仙降、高楼等地。由于温郁金具有鲜明的地域特征和较高的药用价值，因而被列为"浙八味"之一。2008年，温郁金获批国家地理标志保护产品。2012年，瑞安市陶山镇被评为浙江中药材产业基地——"浙江温郁金之乡"。

一种植物三种药

郁金、莪术、姜黄，都是常用的中药，你知道它们的亲缘关系吗？此次来到瑞安陶山，才得以初识"庐山真面目"。

郁金系人工栽培的姜科植物，植株形似美人蕉，每年4—5月间抽芽、开花，10—11月采收其地下部分的块根和根茎入药。将郁金的块根洗净，上笼蒸后晒干，即为"郁金"；根茎洗净后，除去须根及糙皮，蒸熟后晒干即为"莪术"；将根茎洗净后，用刀纵切成薄片，直接晒干即为"姜黄"。由此可见，郁金是一种其植株可加工成三种中药饮片的药材。

一般来说，同种植物的块根和根茎成分差异较小，功效也相近，郁金、莪术、姜黄三者在中药学教材中同列为活血化瘀类药。郁金性寒，味辛、苦，归肝、心、肺经，具有行气化瘀、清心解郁、利胆退黄之功，常用作中药饮片；莪术性温，味辛、苦，归肝、脾经，具有行气破血、消积止痛之功，常用来提炼莪术油；姜黄性温，味辛、苦，归脾、肝经，具有破血行气、通经止痛之效，除用作中药饮片外，也提炼成莪术油。这样看来，三者性味

"辛、苦"相同，但块根性寒，根茎性温。李时珍很好地概括了此间差异："姜黄、郁金、莸药三物，形状功用皆相近。但郁金入心治血；而姜黄兼入脾，兼治气；莸药则入肝，兼治气中之血，为不同尔。"真可谓一母多子，各有妙用。

千年郁金今更香

瑞安山清水秀，风光旖旎，集山之奇秀、水之柔美、海之韵味于一体。南宋著名诗人陆游荡舟瑞安飞云江时，曾赋诗道："俯仰两青空，舟行明镜中。蓬莱定不远，正要一帆风。"作为浙江省历史文化名城，瑞安的人文资源也非常丰富，全国第一所新式中医学堂利济医学堂更是闻名遐迩。著名道教思想家、医家陶弘景，在瑞安采药、炼丹、行医、著书，替人治病，妙手回春且不计酬金，陶山就是为了纪念他而命名的。

我们此行来到瑞安陶山，不为别的，正是为了温郁金。应瑞安市科协和温郁金种植户邀请，由浙江省科协学会部牵头，组织了浙江中医药大学、桐君堂中药饮片有限公司等组成的专家团队，专程赴瑞安市陶山镇，对温郁金的种植、制作和加工技术进行了对接和帮扶。

在陶山镇沙洲温郁金专业合作社负责人的引导下，我们来到沙洲村温郁金种植基地，见到了一片片绿油油的温郁金。4月间，适逢温郁金花初绽放，粉粉的，大而美丽，煞是可爱。温郁金不仅有极佳的药用价值，也给人们带来了视觉上的享受。

瑞安陶山种植温郁金已有一千多年历史了。浙江省亚热带作物研究所对温郁金的来源及药用史进行了考证。唐人苏敬在《新修本草》中对姜黄就有描述，其中包含了今之温郁金。北宋苏颂所著《本草图经》，在莪术项下详细记载了温郁金的植物特征，并附以"温州蓬莪茂"图。"温州蓬莪茂"即为今之温郁金。北宋唐慎微所著《重修政和经史证类备用本草》，在记载蓬莪茂时更冠以"温州"二字，以示道地。

到了20世纪70年代，国内医药专家发现，相较于其他地区，产于温州地区的莪术，莪术油含量更高，生物活性更强。近年来，又从温莪术油中分离出一种新型抗肿瘤活性物质β-榄香烯，并研制成疗效好、副作用小的新型抗肿瘤药物。经药理实验证实，温郁金还具有降血脂、保肝、抗辐射、抗抑郁等作用。目前国内外对温郁金的研究方兴未艾，其药用价值在日益显现。

此外，以郁金中的挥发油和芳香成分为主原料生产的化妆品、日用品和食品，正在被消费者所青睐。郁金还有烹调用途，如西餐中常被添加于芥末中以增香味，它也是印度常用的烹饪调味品，亦为"咖喱粉"的原料之一。

延胡索：止痛好药

文 宋捷民

玄色主北方，奚国胡夷来，根生累连索，春升受木气，西方得金味，血中之气药，上下痛专治。

——宋捷民

延胡索最早见于南北朝时的《雷公炮炙论》，书中写道："心痛欲死，速觅延胡。"《本草纲目》也曰："专治一身上下诸痛，用之中的，妙不可言，盖延胡索活血行气，第一品药也。"可见延胡索很早就作为止痛要药，被历代医家所推崇。

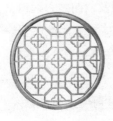

延胡索历史

宋唐以前的延胡索产于东北。由于玄者黑色主北方，而其药材根丛生累累连索，故称为"玄胡索"。宋室南迁，北方商道堵塞后，延胡索产地南下，北方就由"茅山玄胡索"唱主角了。《本草原始》记载："茅山玄胡索皮青黄，肉黄，形小而坚，此品最佳……今之茅山上龙洞，仁和（今杭州）笕桥亦种之。"此后，延胡索逐渐在江浙一带栽培使用，从清朝起野生品逐渐弃用，而以浙江栽培的延胡索作为道地药材。

据浙江《东阳县志》记载，延胡索早在唐末就开始种植。东阳产者个大黄亮，质坚饱满，历代为优质药材，属"浙八味"之一。20世纪60年代前，仅浙江一地有产，又以东阳、磐安为主产地，当时年产销量在20万～32万吨，此后需求大增，最高时年产800万吨。1957年，江苏、上海将浙江山区的延胡索引种至平原地带，获得成功。20世纪60年代末，四川、湖北、安徽、陕西等地也引种成功。

据考证，古代医家常单独使用延胡索，而古方之用，也皆为研末服，或入丸、散服用，很少有入汤剂者，近代不少名医也主张此说。这是因为延胡索的活性成分为多种生物碱，其中主要止痛成分延胡索乙素"几不溶于水及碱性水溶液，仅与酸结合成盐后才溶于水"。于是，延胡索入药时大多经醋制过，可大大提高其溶出率。生品未经醋制者，煎汤入胃，虽有其他有效成分溶于水者，也可以发挥作用，但疗效总不及散剂。

止痛好药

治痛

前人谓延胡索能"行血中气滞，气中血滞，故专治一身上下诸痛"。其止痛作用，较一般解热镇痛药更佳，临床上常用于胃痛、胸胁痛、胸痹心痛、寒疝腹痛、下痢腹痛等。李时珍在《本草纲目》中记载，明朝荆穆王妃胡氏，因食荞麦面时发怒，患了胃脘疼痛之疾，发病时痛不可忍。前医用过吐、下、行气化滞各种药物，王妃入口即吐，大便已三日不通。后请李时珍来诊，因想到《雷公炮炙论》中的"心痛欲死，速觅延胡"，遂用延胡索三钱（约9克），温酒送服。王妃服药后即能受纳，不再吐出，后大便得通，胃脘疼痛亦止。

现代研究发现，延胡索中的镇痛活性成分为延胡索甲素、延胡索乙素、去氢紫堇鳞茎碱等，对慢性疼痛有很好疗效，且无耐药性和成瘾性。而吗啡等阿片类镇痛药，虽起初药效很强，但很快就会产生耐受性，需加大剂量才能达到同等疗效。延胡索的镇痛方式与阿片类镇痛药有很大不同，它不是通过刺激阿片受体来起作用，而是通过对多巴胺D2受体的拮抗起作用，从而为镇痛治疗提供了另一种途径。

治跌打损伤、瘀肿疼痛及风湿痹痛

在民间还有延胡索治跌打损伤的传说。唐朝末年，在浙江东阳有座青山叫西门岩。有一天，一位老人上山采药时不慎失足跌落，昏迷不醒。儿孙们闻讯赶到，只见他鼻青脸肿，身上青一块紫一块。老人醒来后自觉全身疼痛，动弹不得。他让后辈挖出身旁野草的球茎，嚼食，并煎水服。过了几天，疼痛止，红肿消，行走也自如了。儿孙们见此药功效如此神速，便问老人叫什么药，答曰："延胡索。"从此，延胡索就在这一带应用开来，并逐渐传至别处。唐朝孙思邈所著《备急千金要方》中指出："折伤瘀血在腹内者：刘寄奴、骨碎补、延胡索各一两。水二升，煎七合，入酒及童子小便各一合，顿温服之。"

血中之气药

治气滞血瘀之妇科疾患

延胡索性温，温则能和畅，和畅则气行；味辛，辛则能润而走散，走散则血活。血活气行，故能主破血及产后诸病因血所为者。妇人月经之所以不调者，无他，气血不和，因而凝滞，则不能以时至，而多后期之证也。腹中结块，产后血晕，暴血冲上，因损下血等证，皆须气血和而后愈，故均以延胡索主治也。崩中淋露，利守不利走，常与补气血药同用。

治心律失常

以延胡索粉5～10克，一日3次口服，治疗各种心律失常48例，总有效率为84％。在磐安民间常用延胡索煮鸡蛋，吃蛋喝汤既可活血又能补虚。

现代研究表明：延胡索含有生物碱近20种，其中以延胡索乙素、甲素、丙素、丑素和去氢延胡索甲素的生物活性较强。其具有镇痛作用，有扩张血管、降低血压与减慢心率的作用，有兴奋垂体-肾上腺系统的作用，对松弛肌肉等有药理作用。

延胡索一般常用3～12克；研末服1～3克；或入丸、散剂。多醋制后用，醋制可使其有效成分溶解度提高而加强止痛效果。

使用时要注意，延胡索辛温走散，活血行气，凡经血枯少或产后血虚崩漏者及孕妇，均应慎用。但总体上延胡索属性质平和之品，一般而言无不良反应。

铁皮石斛：浙江为上

文 王晓鸣

山骨栽方斛，江珍拾浅滩。
清池上几案，碎月落杯盘。
老去怀三友，平生图一箪。
坚姿聊自儆，秀色亦堪餐。

——宋·苏轼《寄怪石石斛与鲁元翰》

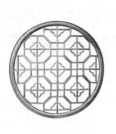

"坚姿聊自儆，秀色亦堪餐"，既表达了苏轼寄情石草以自警，又赞美了石斛花秀色可餐。苏轼将石斛栽植在怪石之上，并非药用，赏玩之余，赠送友人，一是表达与鲁元翰相交相知的情谊，二是借花草怪石寄托情怀。

铁皮石斛是珍贵的中药材，生长在悬崖峭壁之上，常年受天地灵气，吸日月精华，素有"药中黄金"之美誉。历代本草医书对其皆有记载。《本草从新》云："味甘者良。（温州最上、广西略次、广东最下。）"《本草图经》又道之："石斛……今荆、湖、川、广州郡及温、台州亦有之。"如今，天目山铁皮石斛为国家地理标志保护产品，武义铁皮石斛、雁荡山铁皮石斛为国家农产品地理标志登记保护产品。2017年，铁皮石斛成功入选新"浙八味"中药材培育品种。目前，浙江省铁皮石斛种植面积达5万亩，产值100亿元，约占全国的70%。所以，石斛仙草，浙江为上，是有经典出处的。

温州乐清，地处北纬28.5度，气候温和，雨水充沛，是铁皮石斛生长佳地。让我们一起走进雁荡山麓，一探虚实。

道地药材，百年沉淀

温州乐清人从事铁皮石斛的采集、加工、销售历史悠久。一百多年前，乐清的药农就有攀爬悬崖峭壁、采摘野生铁皮石斛的绝招。雁荡山旅游特色观赏项目"飞渡"，最早就是雇佣药农表演的。20世纪60年代，当地不少药农成了收购商，到全国各地收购野生铁皮石斛，再回乡加工成铁皮枫斗。至20世纪80年代，野生铁皮石斛资源日益枯竭。二十多年前，乐清人开始尝试人工繁育，并逐步掌握了铁皮石斛的生态特性以及组培苗、栽培管理技术等，2009年之后开始进行大面积栽培。同时，乐清人还在云南、广西等地种植铁皮石斛，将鲜石斛运回本地加工成铁皮枫斗销售。铁皮枫斗的加工技艺还被列为"温州市非物质文化遗产项目"。

5月下旬的一天，正值石斛花期，我们来到乐清仙溪镇北垟村，这是一个家家户户都种植、加工铁皮石斛的美丽村庄。在浙江铁枫堂生物科技股份有限公司的示范繁育基地，满眼可见排列整齐的铁皮石斛，石斛花正值盛放，靠近深嗅，似有一缕幽香飘散开来。雁荡山的铁皮石斛往往短小精壮，制成枫斗时，颗粒相对较小，颜色也多为铁青，故称"铁皮"。

在石斛组培室，摆满了整排整排的金属架，架上密密麻麻放着无数个带盖的透明玻璃瓶。仔细看去，瓶中长满了类似豆芽的小苗。当幼苗生长到一定阶段就要进行分苗，在三期分苗之后，幼苗就要被移入大棚，去适应自然的生长环境了。

其实之前就早有耳闻，"铁枫堂"除了大棚种植基地外，另辟有仿野生林的原生态基地，就在雁荡山灵峰景区内。在景区大门右侧，沿林间小路走去，峰峦叠嶂，林木森森，清润的山泉水潺潺流过。步行约20分钟，我们忽然发现周遭的树杆、岩石上竟种植了铁皮石斛。雁荡山景区气温相对略低，花期要晚些，石斛花大都未开。工作人员介绍说，石斛喜欢半阴湿环境，通常与地衣、藓类、蕨类植物混生。把水草作为铁皮石斛仿野生种植的基质一同裹在树干上，更有利于其吸收所需的水分和养分，成活率也大大提升。再细看石斛，只见其根系早已抓住树皮，牢牢嵌入其中，像是从树干上自然长出一般，显得生机勃勃。

清补上品，石斛独尊

铁皮石斛素来被历代医家推崇为滋阴清补上品。据《神农本草经》记载，石斛"味甘平。主伤中，除痹，下气，补五脏虚劳，羸瘦，强阴"。李时珍则在《本草纲目》中这样评价石斛："强阴益精，久服，厚肠胃，补内绝不足，平胃气，长肌肉……定志除惊，轻身延年……"

铁皮石斛入药的主要部位是茎，一般要生长2～3年才能采用。若将鲜铁皮石斛的茎放入口中咀嚼，会感到黏而微甜，这其实是因为石斛的茎里含有大量多糖。除了茎以外，铁皮石斛的花也可以泡茶饮用或食用。

铁皮石斛药用有鲜、干两种。新鲜的铁皮石斛具有养阴、生津、清热的作用。将铁皮石斛的茎经文火烘烤加工炮制，边烘边扭成三四圈螺旋状球体，就成了铁皮枫斗。制成枫斗后，清热作用会减弱，具有滋阴润燥、补益脾胃的作用，也便于贮存和运输。

铁皮石斛为清补上品，在夏秋两季服用尤为适合。下面介绍几款铁皮石斛的家庭服用法。

铁皮石斛汁：将新鲜铁皮石斛剪成1厘米左右长的小段，按每人每日10克备量；也可根据个人口味爱好放入数枚去核红枣。将切成小段的铁皮石斛放入豆浆机内，加入适量水，启动豆浆机边磨边煮。约10分钟后，倒出石斛汁过滤，即可饮用。

铁皮枫斗炖锅：铁皮枫斗5克，脾虚者可加入红枣5枚、炒薏苡仁10克，放入炖锅内，加水适量，炖煮3～5小时甚至更长时间，倒出头汁饮用。再将铁皮枫斗（已成条状）剪成1～2厘米长小段，加水适量，炖煮3小时以上，饮用二汁。以上为一人一天量。如全家人服用，可按比例加量。铁皮枫斗炖煮法源于近代名医张锡纯的提议："铁皮石斛最耐久煎，应劈开先煎，得真味。"

铁皮石斛酒：新鲜铁皮石斛切段或拍破，单味或和其他物料一起浸入高度白酒中，3～6个月后即可饮用。此时，酒色如香槟，口感醇甜。

铁皮石斛药膳：新鲜铁皮石斛切段，与鸡鸭等禽类一起文火炖2～3小时，即可食用。或将新鲜铁皮石斛用文火煎煮后取汁备用，加入其他原料做羹、煲汤等。

灵芝：家门口的好药材

口述　宋捷民

整理　朱寅

海上求仙客，
三山望几时。
焚香宿华顶，
裛露采灵芝。
——唐·孟浩然《寄天台道士》

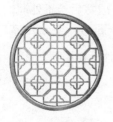

灵芝在我国已有两千多年药用史，被历代医药学家视为滋补强身、扶正固本的神奇珍品。浙江是灵芝传统道地产区，灵芝被列入新"浙八味"中药材培育品种。浙江灵芝以赤芝段木栽培为主，全省种植面积约0.3万亩，产值约15亿元，占全国的30%左右。龙泉是"中国灵芝核心产区"，龙泉灵芝为国家地理标志保护产品。

何谓"灵芝"

最早论及灵芝的药学著作是《神农本草经》，书中将灵芝分为赤芝、黑芝、青芝、白芝、黄芝、紫芝，详述了六类灵芝的药性、气味和主治功能，还强调了六种灵芝均可"久食轻身不老，延年神仙"。根据《中国药典》，符合药用灵芝标准的只有两种：赤芝和紫芝，所以目前人工栽培的绝大部分为赤芝和紫芝。

之所以称为"芝"，是因为灵芝的形状像一个"之"字。古人不懂真菌，看到这东西长在木头上，以为是一种草本植物，便加了个草字头；又因为野生的很少，是帝王才能享用的宝物，所以又在前边加了个"灵"字。

有"千年灵芝"吗

武侠小说里有这样的狗血剧情：女主角受了重伤，男主角听神医之言，历经千辛万苦采摘到千年灵芝，救回女主角。

而现代科学证明，根本就不可能有千年灵芝。

灵芝就像蘑菇一样，是一年生的。成熟后若不处理，灵芝不会继续生长，孢子粉散发完后，就逐渐失去生命力，只留下一个子实体的空壳，又能有什么作用呢？

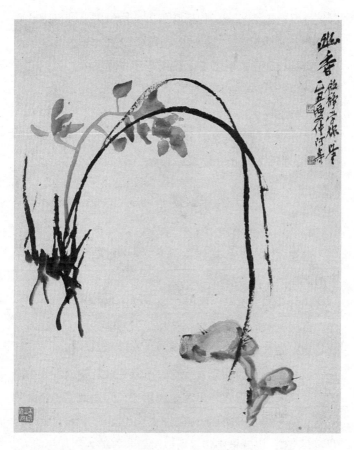

潘天寿《兰草灵芝》

灵芝的功效

补气：主治气虚，包括肺气虚、肾气虚、脾气虚、心气虚等。时常无力，容易疲劳、自汗的人十分适合。

安神：适合失眠多梦、晚上睡不安稳的人。灵芝的安神之效还有养心的作用。

止咳平喘：咳喘患者适用。

抗肿瘤：现代医学研究表明，灵芝中的多糖能预防肿瘤生成，遏制肿瘤的扩散及生长。

怎么吃灵芝

赤芝味道极苦。若把一块赤芝放到嘴里咀嚼，就会感到像黄连一样苦。

因为味道这么苦，影响口感，做出来的菜就像苦瓜一样，且灵芝有效成分都在这苦味里，不能去掉，故一般是将其磨粉做成胶囊直接服用，或是做成药片外包糖衣，或是做成糖浆制剂。如果直接吃，可以把灵芝剪成十分细小的碎片，随温水吞服。灵芝要饭后吃，因为太苦了，会刺激胃，影响食物的消化。在中医理论里，苦味的药都是"败胃"的，也就是伤胃，所以脾胃不好的人用量不能大，或者用些红枣、甘草中和一下。

灵芝不是长得越大越好

有些灵芝长得特别大，比脸盆还大，甚至还有一层层叠起来的，其实这种灵芝是用特殊的手段专门培育出来当盆景观赏用的，并不能药用。

灵芝的有效成分在菌盖上，而不是在菌柄上。挑选的时候，菌盖要大，菌柄要小，但是菌盖也不要大得太过夸张，一般饭碗这么大就够了，再大就可能是刻意培育出来的了。此外还要看是否成熟，中药里的很多有效成分，需待植物成熟后才能达到最佳比例，所以灵芝要买摸上去硬一点的。

老百姓往往误认为灵芝颜色越深越好，所以去药店买的时候，一般会挑选紫芝而非赤芝，商家卖的时候，紫芝也比赤芝贵。但实际上这两种都是灵芝，疗效一样，成分一样，中药房里用的就有很多是赤芝。

种植灵芝与野生灵芝

过去没有人工种植，所以灵芝很贵。现在大规模种植后，中药房和药店的灵芝，全部是种植灵芝了。

不过，在环境好的地方，还是可以采到野生灵芝的。多年前，我带学生去杭州的南高峰，就有学生欢呼道："宋老师，我采到了一棵灵芝。"我就跟他说，赶紧找找，周围肯定还有，野生灵芝不会单独生长，而是一整片一整片的。因为孢子粉十分细小，风一吹肯定是一大片一大片散播的。

其他地方的灵芝我不太清楚，但根据自身经验，杭州的野生灵芝喜欢生长在松树林里。

野生灵芝和种植灵芝的价格相差很大，效果相差不大。打个比方说，同等分量的灵芝，人工种植的要10块钱，野生的可能要100块钱。而如果说100块钱的野生灵芝有100%的疗效，那么种植的起码也有85%～90%的疗效。所以说从性价比上来看，没必要一味追求野生灵芝。

买灵芝孢子粉还是灵芝？

灵芝有的功效，灵芝孢子粉都有。

从临床上的反馈来看，我感觉灵芝孢子粉的效果要比普通灵芝好一些，但孢子粉的价格比起灵芝来要高很多，个人应根据自身财力、病情加以选用。灵芝现在大概是每千克也就几百元，而市场上卖得贵的灵芝孢子粉，每千克就要上万元，但两者的疗效不会差这么多。所以说日常安神补气、养生保健的，吃灵芝就够了；肿瘤患者如果经济条件一般的，吃灵芝时间长一点，一样也能起到作用。

还有一点，灵芝孢子粉一定要破壁，不破壁的话，人体基本无法吸收。

衢枳壳：亦果亦药痰食消

文 王晓鸣

露浴梧楸白，
霜催橘柚黄。
玉毫如可见，
于此照迷方。
——唐·李白《秋日登扬州西灵塔》

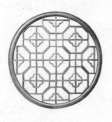

李白这首五言绝句，作于诗人游扬州时。梧桐与楸树在秋露沐浴下泛着白色，橘柚在寒霜催促中发黄成熟，好一幅色彩明艳的秋景图。

芸香科植物的果实橘、柑、橙、柚，在秋季齐齐上市，酸甜味鲜，营养丰富，深受人们喜爱。橘多吃易"上火"，柑、橙、柚则不会"上火"，我常用最"笨"的方法来区别它们：橘的果实小，易剥皮；柚的果实最大，皮难剥；柑和橙的果实大小居中，柑的果皮粗厚，而橙的果皮光滑，最是难剥。

中药学理气药中有很多中药材就是芸香科植物。最早的本草专著《神农本草经》就将"橘柚"收录其中，并列为上品。李时珍在《本草纲目》中把橘、柑、橙、柚皆列入果部，分述了它们的性味、主治、功效和附方等。目前在芸香科植物的大家族中，很多成员就是以"亦果亦药"的身份出现在大家面前的。今天我们来谈谈柚中珍品"胡柚"。

"南橘北枳"

理气药中陈皮、青皮、枳实、枳壳的应用频率最高，这四种药材其实源于两种植物：橘和枳。有一个成语叫"南橘北枳"，出自"晏子使楚"的典故。

《晏子春秋》中记载了"橘生淮南则为橘，生于淮北则为枳"的故事。

楚王闻晏子来访，便与身边人商议如何羞辱。晏子到后，楚王赐酒畅饮，此时两名官吏捆绑着一人来到楚王跟前。楚王故意发问："捆着的是什么人?"官吏答道："是齐国人，犯了偷盗的罪。"楚王看着晏子说："齐国人本就喜欢偷盗吗?"晏子离座严肃作答道："我听说，橘树生长在淮河以南就是橘树，生长在淮河以北就变成枳树，只是叶子相似，它们的果实味道却不一样。为什么会这样呢？是因为水土不同。人生活在齐国不事偷盗，进入楚国就开始偷盗，难道是楚国的水土使人变得善盗了?!"楚王尴尬地笑道："圣人是不能跟晏子开玩笑的。我反而自取其辱了。"

这就是成语"南橘北枳"的出处。但事实上，橘和枳为不同植物。橘的成熟果实的果皮炮制成中药陈皮，未成熟果实的果皮加工成中药青皮；而中药枳实来源于酸橙及其栽培变种的干燥幼果，枳壳则由其接近成熟的干燥果实加工而成。

年幼者直上直下，药力迅猛；成熟者强弩之末，药力缓和——如此可理解青皮与陈皮、枳实与枳壳之功效差异。陈皮还可与枳壳配伍，一个是橘中老者，一个是枳中老者，这南北二老结合在一起，诚如金元时期医学家张洁古所说："陈皮、枳壳利其气而痰自下。"

在搞清楚橘和枳的区别后，下面就来谈谈衢枳壳。

衢枳壳与枳壳

衢枳壳是枳壳吗？回答是否定的。衢枳壳来源于常山胡柚的未成熟果实（小青果），而枳壳来源于酸橙的成熟果实，虽同为理气药，但功效亦有所偏好。

枳壳具有理气宽中、行滞消胀之功效，常用于脾胃疾病。衢枳壳在化痰止咳、清热解毒方面的作用明显优于枳壳，又属药食同用，医疗保健作用更为广泛，不可一概而论。

现在介绍几款常山胡柚的应用方法，以加深对衢枳壳的认识。

化痰止咳：胡柚的果肉和果皮具有很好的止咳化痰功

效，在秋冬季用胡柚治疗感冒后咳嗽，极应时令，特别适合小儿服用。具体做法是：胡柚1只，洗净，将胡柚顶部的皮切十字（切入柚肉），放入带盖的碗盅内，隔水蒸约1小时，去皮（挤净水），放适量冰糖，连肉带汤吃下，每天1次。

消食开胃：胡柚能助消化、消积食，经常食用能增进食欲。可以将胡柚皮晒干备用，用时煮水喝。

治疗感冒：胡柚1只，切成块状，加水煮20~30分钟，加入葱白5~10克，再煮5分钟后服用。这是常山的民间偏方。

常山"胡柚祖宗树"

柚，在众多芸香科水果中，可算是个头最大的了，为球状或扁球状，皮呈黄色或黄绿色，肉呈黄白或粉红，多汁。根、叶及果皮入药，能健胃消食、化痰止咳、宽中理气，花、叶、果皮可提取芳香油。此外，"柚"与"佑""有"同音，在浙江很多地方，人们喜欢在庭前院后种上几株柚子树，认为会带来吉祥和好运。逢年过节，挑选几个金黄饱满的柚子，贴上红喜字或福字摆放在家里，会平添几分喜庆。

柚为亚热带主要果树之一，在长江以南各省均有广泛种植，浙江常山胡柚凭借着得天独厚的营养药用价值而闻名于世。常山的"胡柚祖宗树"是当今树龄最长的一棵胡柚树，位于青石镇澄潭村胡家自然村，所以，当地人都认为胡家自然村就是常山胡柚的发源地。与其他种类柚相比，胡柚个头偏小，可能是柚与橘或橙天然杂交而成的水果，人们结合其发源地和水果属性，称之为胡柚。

有一年初秋，我们专程去常山一睹"胡柚祖宗树"的风采。这株历经百年春华秋实的树王，依然生机勃勃，果实累累。胡家自然村的村支书自豪地告诉我们，在常山，村前屋后，漫山遍野，处处都可以看到这位树王的子孙后代。他顺手摘了几个胡柚给我们尝鲜，虽还未到成熟季节，但吃起来已是鲜爽可口，酸甜微苦，回味无穷。

据《衢州府志》《常山县志》记载，常山胡柚的药用史可追溯至清朝。2015年版的《浙江省中药炮制规范》中，新增了一种地方性中药材——衢枳壳，就是常山胡柚在上半年未成熟（小青果）时采摘，切片晒干而成的。这样，常山胡柚又多了一个新身份——以衢枳壳之名列入中药饮片，有了合规的药用身份。

春华秋实百余载，2017年，衢枳壳入选新"浙八味"中药材培育品种；2018年，衢枳壳与白及、陈皮、猴头菇、白花蛇舌草、黄精一起入选"衢六味"，给常山胡柚产业带来了新的发展契机。

胡柚之乡小青果，亦果亦药痰食消。我们要大力宣传衢枳壳，维护好常山的金名片。

台乌药：以天台者为胜

文 王晓鸣

石桥不得往，
乌药不寄来。
空令图画里，
指点说天台。

——宋·晁说之
《然公发人自天台来不以乌药见寄》

天台山是一方灵异的圣土，生长着许多奇花异草，天台乌药就是那造化于天地之间的"长生不老药"。早在《本草纲目》中就有记载，乌药"以天台者为胜"。时至今日，有些中医师在开处方时，还习惯性地书写"天台乌药""台乌药"，足见天台产乌药的品质地位。

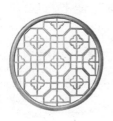

登上神坛的传奇"灵药"

健康长寿是世人亘古不变的追求，长生不老的梦想几乎与人类文明一样久远。天台乌药有着"长生不老药"的美誉，流传着这么几则极具魅力的历史传说。

东周灵王太子王乔15岁开始辅佐朝政，口碑极佳，后因治国方略上的分歧被黜为庶人。此时天台山浮丘公给他服了"灵药"，王乔便平地飞升成为仙人，这个"灵药"就是天台乌药。

公元前219年，秦始皇派遣徐福寻找长生的仙药。徐福跋山涉水来到天台山，最终找到的是天台乌药。后徐福率三千童男童女东渡日本，同时也带去了天台乌药。

东汉永平五年，浙江剡县一带疾病流行，刘晨、阮肇历尽千辛万苦来到天台山采药。山穷水尽之际，两人被两位仙女所救，并分别结为夫妻。半年后，思乡心切的刘、阮提出返乡，仙女不顾天规私赠了仙药。刘、阮将仙药分赠给乡亲，乡亲们服用后个个身强体壮，返老还童。这个仙药就是乌药。

到了唐朝，高僧鉴真东渡日本，用带去的乌药治好了光明皇太后百治不愈的顽疾，由此被尊为日本的"司药神"。

所以有人说，天台乌药萌于周，始于秦，闻于汉，扬于唐。美好的传说将乌药推上了神坛，时空跨越两千多年，成为中医药文化源远流长的美谈。

走进民间的新"浙八味"

天台乌药的故事就是无数传说的叠加：从天台到海外，从皇室逸闻到山野传奇。很多医药典籍中都有台乌的身影，天台百姓更是把乌药奉为神药，时常煎水、泡茶养生保健，俨然已成一方风俗。

中药材有"贵在道地"一说，天台山得天独厚的自然环境孕育出天台乌药独特的品质。天台乌药先后获得两块国字号招牌：国家原产地域产品保护（现国家地理标志产品保护）、中国乌药之乡。2017年，天台乌药又被列入浙江省新"浙八味"培育品种。如今，这一传奇神药终于走出深山，走入人们的日常生活。

资源充裕的天台乌药

为了真实了解天台乌药，我们走访了天台乌药种植基地。那天淅淅沥沥下着雨，沿着泥泞的山路步行数十分钟，便见到了隐秘于林间的乌药。这是一处千余亩山地的种植园，林间套种的模式不仅保护了原有山林，也为乌药生长提供了原生态的野生环境。若非排列整齐的乌药植株行间距，你肯定看不出有多少人工的痕迹。目前天台一带乌药野生资源充裕，人工种植是为了更好地加以研究。

适逢秋天，正是乌药结果期，绿叶间黝黑发亮的果实点缀其中，很是醒目。陪同的老药工告诉我们，乌药的果实刚长出时是绿色的，成熟后方才变成黑色。我随手采了片乌药叶，用手搓碾后，淡淡的清香味扑鼻而来，噙在口中，满口清凉，难怪《本草纲目》中有乌药嫩叶"炙碾煎饮代茗"之说。听说天台当地企业正在研发乌药茶，希望这一好产品能推向市场，造福寻常百姓。

养在深闺亦需有人识

天台乌药是传承千载的长生不老药，养在深闺亦需有人识。

在教科书中，乌药被列入理气药，一般认为具有行气散寒止痛的功效。《本草纲目》中记载："乌药，下通少阴肾经，上理脾胃元气。"李时珍的这段话，是对乌药精辟的评价。

治疝气、少腹疼痛

用乌药作为主药的方剂首推天台乌药散，它是金元时期著名医家李东垣创制的。方药由乌药、木香、小茴香、青皮、高良姜、槟榔、川楝子、巴豆组成，具有行气疏肝、散寒止痛的作用。天台乌药散原是主治小肠疝气的名方，现也用于治疗少腹疼痛等。

配伍理气方剂

《景岳全书》排气饮中也有乌药，主治气逆食滞胀痛。方中乌药、枳壳、陈皮、香附、木香行气消胀为主药；藿香、泽泻、厚朴芳香化湿为辅药，共奏理气消胀之功。临床上常常用于消化系统疾病，以及外科消化道手术后康复等。

由乌药组成的理气方剂不胜枚举，如四磨汤、五磨汤、六磨汤、五磨饮子等，均取用了乌药行气散寒的功效。李时珍评价四磨汤："降中兼升，泻中带补也。其方以人参、乌药、沉香、槟榔各磨浓汁七分，合煎，细细咽之。"

止小便频数

《本草纲目》中记载，乌药"止小便频数"，并收载朱氏集验方缩泉丸。缩泉丸现已列入《中国药典》，为中成药，由乌药、益智仁、山药三味药组成，具有补肾缩尿的功效，主治肾虚所致的小便频数、夜间遗尿，在临床上常常用于小儿遗尿症、前列腺肥大等疾病属于肾虚者。

如今，天台乌药已不单是一味道地药材的名称，它更多地汇聚了天台诸多文化元素，值得人们去研究、去开发。

三叶青：民间『药王』

文 樊多多 宋春晓

浙江知名道地药材很多，"浙八味"名扬海内。而近几年评选出的新"浙八味"，则让大家对很多药材有了新的认识，比如这味三叶青。

藏于山中无人识，
三叶蔓蔓治蛇伤。
小儿高热是要药，
新『浙八味』美名扬。
——浦锦宝

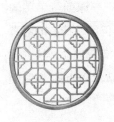

小"葫芦"治小儿病

在阴湿的山坡、山沟或溪谷旁的林下，时常能发现三叶青的踪迹。三叶青入药部位是其块根，有些地方称三叶青为"药王"。三叶青的别名很多，如蛇附子、土经丸、石老鼠，最可爱的名字叫作"金线吊葫芦"，这个小"葫芦"是治疗小儿高热的要药。

关于三叶青，古代医籍和现代药典都有记载，如《植物名实图考》中记载："蛇附子产于建昌。蔓生，茎如初生小竹，有节，一枝三叶，叶长有尖，圆齿疏纹。对叶生须，须就地生，根大如麦冬。可治小儿高热，止腹痛，取浆冲服。治跌打损伤、妇人经水不调，敷一切无名肿毒。"就药性而言，浙江三叶青为上品。

关于三叶青还有一则民间故事。

在浙东的一个小村子里住着一户人家，家中两兄弟时常上山砍柴，换钱贴补家用。

一天，弟弟在砍柴时不慎被毒蛇咬伤，哥哥忙把他背回家，到家时弟弟已昏迷不醒，就连镇上请来的老中医也束手无策。哥哥心急如焚，只能一直守在床前待弟弟醒来，后来他自己也睡着了。睡梦中，一位须发花白的老者徐徐告诉他："看你一片赤诚，想要救你弟弟性命，快去事发地点找药吧。毒蛇出没三步之内必有解毒之药。"说完便化作轻烟消失了。

哥哥一下子从梦中惊醒，他回忆着与老者的对话，立即跑回山上寻找解药。只见在事发地附近有几株爬藤植物，长着三片叶子和鲜红的小果子，格外显眼。他小心翼翼地将几株草药连根挖起，只见那小草下面还长着一个个小葫芦，甚是奇特。哥哥赶紧将草药煮水给弟弟喝，剩余的就捣烂敷在伤口上。没想到黄昏时候奇迹出现了，弟弟醒了。连服几日后，便能自己下地走路了。

从此以后，这三叶小草的神奇药效便在民间迅速传开了。当地村民有个头痛感冒，就会服用三叶青；小孩一生下来，就用三叶青煮水喂服，能解胎毒。许多人都去山上采挖这种民间神草，将采挖回来的三叶小草视为珍宝。

小而美的药材事业

到磐安探访三叶青基地那天，天气晴好，连绵山脉像这座山城的天然屏障，白云在山峦与天空之间徘徊，悠悠然引领我们来到一个占地仅十亩的三叶青基地。

基地主理人姓张，憨厚朴实，一看就是平素不多言的类型，而说到三叶青的事，倒是打开了话匣子，一一道来。他建这个基地的初心，跟母亲晚年的癌症有关。2010年，检查出直肠癌晚期时，他母亲已经七十多岁。听说磐安当地的三叶青药效好，老张便一边从各处购买种苗，一边自己上山寻找。那时候三叶青名气没有现在大，山上野生的三叶青也能找到。母亲服用过后，发现磐安当地的三叶青比外面买的药效更强一些。后来去复查，老张惊喜地发现母亲的病有所好转。

这让他看到了希望，加上一直以来对中药的浓厚兴趣，老张便开始自己引种野生的三叶青——将三叶青扦插到盆里，上网查资料，反复试验，终于找到一些窍门：比如立冬后清明前采摘三叶青的效果最佳；比如通过观察野生三叶青的生长环境，尝试多种遮阴率，最终发现75%的遮阴率在基地比较适宜……

认真做事，东西好，名声自然就有了。

一开始，只是磐安当地人去参观老张的种植基地，买药材。因为药效好，口口相传，这几年温岭、富阳、西安等省内外很多人慕名而来，有来买草药的，也有拿三叶青幼苗回去自己种的。只要对方人实在，老张都愿意合作。"药材本来就是拿来治病救人的，应该共享，"他说，"自己没有能力做强做大，别人有财力有资源，想要大规模发展，那让别人来做也是一样的。"老张很坦诚，种植技术也大方传授，毫不保留。如今，磐安当地种植三叶青的技术，基本上都是从他这里传授出去的。

5月间，三叶青开出嫩青白色的小花，在三片小叶子的衬托下显得格外娇嫩。三叶青全草可入药，内服具有清热解毒的功效，外用可治毒蛇咬伤，被誉为"植物抗生素"，具有非常高的药用价值和经济价值。

覆盆子：
药食两用的福果

文 宋捷民

积雨药栏斜复斜，
日日日出看朝霞。
墙角已然覆盆子，
树头犹结牵午花。

——清·赵执信《杂题三绝句》

浙江省是覆盆子传统道地产区，目前全省种植面积有7万多亩，产值4亿多元，约占全国的50％。若你在5月份走入乡间，定会体验到诗人笔下欣欣向荣的田园风光，看到本文的主角——覆盆子。

覆盆子以绝佳口感一直受到世界各地人们的追捧，如今又被荣选为新"浙八味"中药材培育品种，其美誉度将进一步扩大。现在就给大家带来覆盆子药食同源的故事。

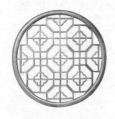

鲁迅百草园的珊瑚珠

每年5月左右，我会带学生上山采药。于溪边村缘常常可见鲜鲜红红的覆盆子，外如荔枝，樱桃许大，软红可爱。

鲁迅先生在散文《从百草园到三味书屋》中就曾写道："如果不怕刺，还可以摘到覆盆子，像小珊瑚珠攒成的小球，又酸又甜，色味都比桑葚要好得远。"覆盆子果实成熟后很甜，可以将其制成果酱，其营养价值远高于草莓酱。

浙江省地形以丘陵为主，覆盆子有大量分布，每年全省未来得及采摘而烂在山上的不知有多少，真真可惜。

夜尿者的福果

覆盆子在我国很早就已药食两用，其名字来源与特有功效有着密切联系。人到中年肾虚多发，晚上夜尿频频，古时人们常在床边放一个小便盆，称为"夜壶"，以方便入夜小便。覆盆子益肾固精缩尿，吃一段时间后肾气旺盛，膀胱气化升降正常，夜尿症也就好了，这个小便盆不再使用，就将其覆扣过来放在院角，此药因此而得名，称为覆盆子。也有人认为覆盆子以外形如覆扑之盆而得名，如《本草崇原》就说："《别录》名覆盆，以其形圆而扁，如釜如盆，就蒂结实，倒垂向下，一如盆之下覆也。"我看二者都有道理。

覆盆子为蔷薇科植物掌叶覆盆子的青涩果实，晴天时采集。因为怕腐烂难存，果实多在含青时采收，沸水略烫，晒干生用。但覆盆子作用以成熟红果为优，以前药房常有取成熟果实熬成膏的覆盆膏，疗效很好。

记得我二十多岁在药房工作时，师傅说他做学徒时中药房有很多膏类药：用桑葚果、金樱子、女贞子、益母草、石斛等植物原料熬成的膏，称为素膏；用牛皮、驴皮、龟板、鳖甲、鹿角、虎骨等动物原料熬成的膏，称为荤胶。素膏荤胶各有不同，随证应用，疗效比中药饮片好多了。

药食两用之品

覆盆子入药，始载于医书《名医别录》，其曰覆盆子："主益气轻身，令发不白。"其后唐朝《药性论》谓："主男子肾精虚竭，女子食之有子，主阴痿。"提出本品具有补肝肾、助阳的作用。到了五代十国时期，《日华子诸家本草》更为详尽地描述了覆盆子能"安五脏，益颜色，长发，强志"，又可"疗中风身热及惊"。宋朝《开宝本草》则增述："补虚续绝，强阴建阳，悦泽肌肤，安和脏腑，温中益力，疗劳损风虚，补肝明目。"《本草衍义》提出，覆盆子能"益肾脏，缩小便"。明朝《本草蒙筌》认为，覆盆子能"治肾伤精竭流滑"。清朝《本草述》则将其功效归纳为："治劳倦、虚劳，肝肾气虚恶寒，肾气虚逆咳嗽、痿、消瘅、泄泻、赤白浊、鹤膝风，诸见血证及目疾。"

至此，历代本草对覆盆子总结出补肝肾、缩小便、助阳、固精、明目等功效。覆盆子甘、酸，微温，主归肝、肾、膀胱经，不但是一味重要的中药，还可作为水果食用，是一味药食两用之品，常有以下几种用法：

首先，人到老年往往肾气不足，出现遗尿、小便余沥、尿频之症，有的老人为此不敢上街，怕来不及上厕所，委实痛苦。这些人常吃覆盆子的话，就可减轻这类麻烦，而若与海螵蛸、益智仁、芡实等固肾缩尿之品配用煎服，还可减轻这些病症。

其次，现在临床上常见一些青年男女婚后几年不孕不育，或妇女怀孕后先兆流产的，可选用由覆盆子、枸杞子、菟丝子、车前子、五味子等五子组成的药丸服用，可取得满意疗效。此丸称为种子方，有添精补肾、助衍宗嗣的作用，故又称"五子衍宗丸"。

覆盆子入肝、肾经，能补益肾精、固涩止遗，可用于肾虚精关不固出现的遗精、滑精、早泄之症。可单用研末服，亦可与沙苑子、山茱萸、芡实、龙骨等补肾涩精药配伍成丸剂内服。

覆盆子还有益肝肾、明目的作用，久服能改善视力。

《本草从新》曰其能"补肝虚而明目"，可用于肝肾不足、两目昏花、视物不清等，可单用或配枸杞子、熟地黄、桑葚、菟丝子等滋补肝肾药一同煎服。

民间常将覆盆子作为一种补肾壮阳的食物，与枸杞子、山药等同食，起到养生健体的作用。

覆盆子作为中药使用，每日用量为：干品，煎服，5～10克；新鲜果品食用，每次以250克为宜，多食易使人生热。服用时需注意：肾虚火旺、小便短赤的朋友以及怀孕初期的妇女请慎重服用。

覆盆子为浙江主产的中药和食品，应该大力开发应用。

前胡：感冒咳嗽最好用

文 浦锦宝 樊多多 王晓鸣

前胡落釜甘胜肉，
野蒿登盘贱于荠。
一春烟雨大巢生，
十日燠晴香菌簇。

——清·黎庶蕃《春菜诗》

黎庶蕃是清咸丰壬子举人，官至两淮盐大使。在他所写的《春菜诗》中，他盛赞了前胡"甘胜肉"之美味。我们欣赏了诗人笔下的"春菜"前胡、薤白、野豌豆、香菌等，再回到药材本真——了解浙产道地药材前胡。

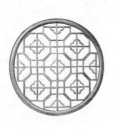

家庭小药箱里的前胡

前胡在我国药用史悠久，更是浙产好药，古代典籍里多有记载。《神农本草经集注》称："出吴兴（今浙江湖州、杭州）者为胜。"《日华子诸家本草》曰："越（今浙江绍兴）、衢（今浙江衢州）、婺（今浙江金华）、睦（今浙江建德）等处者皆好。"《增订伪药条辨》述："浙江湖州、宁国、广德皆出。"《药物出产辨》则称："产浙江杭州府为上。"

最早记载这味中药材的是南北朝时期雷敩所著的《雷公炮炙论》。前胡的功效非常多，南朝梁代陶弘景《本草经集注》载："前胡，味苦，微寒，无毒。主治痰满，胸胁中痞，心腹结气，风头痛，去痰实，下气。治伤寒寒热，推陈致新，明目益精。"

前胡性微寒，味苦、辛，主要归于肺经，最突出的两大功效是降气化痰和疏散风热。在临床上，前胡用于痰热壅肺所致的咳嗽、气喘等病症；用于外感风邪所致咳嗽，即感冒咳嗽时，既散风邪，又化痰止咳，一举两得。

家庭小药箱里常会出现前胡身影。现在很多家庭都会自备小药箱，里面放一些针对常见疾病的药品。有很多治疗感冒咳嗽的知名中成药，如急支糖浆、川贝止咳露、止嗽化痰丸、午时茶胶囊、苏子降气丸等，其中都用到了前胡。

治疗小儿夜啼

关于前胡，还有个小故事。

很久以前，在浙江四明山的一个小村落里，迷信的村民们认为，生下夜啼的孩子是极不吉利的，是被鬼怪附体，会给整个家族和村落带来灾祸，只有修炼多年的老道士驱魔才能辟邪。然而村民大多贫苦，少有人能负担起请道士的费用，因此不得不将这样的孩子遗弃或是带着孩子远走他乡。

有一天，村里学医的孩子学成归来，恰遇此事。他安抚村民，这并非鬼怪附体，婴儿可治，随后就去后山摘取了一种草药，磨成粉末，做成药丸给孩子服下。服用几次后，孩子夜啼的毛病果然消失了。从此大家都明白了，原来这种病用后山上随处可见的草药就可治愈，也就不再迷信。而这种治疗孩子夜啼的草药，就是遍布浙江大地的前胡。

《本草纲目》记载："小儿夜啼：前胡捣筛，蜜丸小豆大。日服一丸，熟水下，至五六丸，以瘥为度。"李时珍将这一附方收录，证实了前胡治疗小儿夜啼的作用。

可药可食的前胡

前胡长什么样儿呢？

宋朝《本草图经》里有五幅前胡图，分别为绛州前胡、江宁府前胡、成州前胡、建州前胡和淄州前胡，但绘图潦草。直到清朝吴其濬撰《植物名实图考》，其中所绘前胡清晰精美，被确认为是白花前胡。2015年版《中国药典》规定，只有白花前胡的根才能称为前胡。

野生前胡在向阳的山坡和路边草丛里都可见到。未开花的前胡才能取根入药，叫"母前胡"；已开花的叫"公前胡"，不作药用。前胡以身干、条粗壮、质柔软、断面黄白色似菊花心、香气浓者为佳。

现如今，随着用量增大，前胡的生产逐渐由野生采摘转为家种，主要栽培产区集中在浙江淳安、安徽宁国、贵州毕节等地。前胡是"淳六味"之一，更是新"浙八味"中药材培育品种。目前，淳安县的白花前胡种植面积达1.2万亩，产量1500余吨，占全国的10%左右，淳安临岐镇被誉为"白花前胡之乡"。

前胡不仅是一味临床常用药，其嫩苗也有较高食用价值，在民间常作野菜食用，口感鲜嫩，气味芳香。明朝《救荒本草》中载前胡"采叶煠熟，水浸淘净，油盐调食"；《本草图经》载前胡"春生苗，青白色……味甚香美"；《植物名实图考》载前胡"叶可煠熟……黔滇山人采以为茹……云贵志，前胡遍生山麓，春初吐叶，土人采以为羹"。黎庶蕃《春菜诗》中也咏颂了前胡的美味。

据了解，浙江省中医药研究院的老师们正在做前胡的相关课题研究，其中也包括食疗、食用方面的内容。或许用不了多久，前胡的药膳、茶饮都会出现，那可真是利好吃货们的又一大好消息了。

西红花：贵如时光之花

文 樊多多 浦锦宝 徐攀

中医药貌似枯燥又严谨，但若走近它，以一种悠然的心态去观察和学习，便会发现其美与浪漫。

本草的采摘挖掘及炮制，可以理解为一门时间的艺术。"三月茵陈四月蒿，五月六月当柴烧。"有时所有的等待只为一瞬，比如等待一场西红花开的时间。

兰陵美酒郁金香，
玉碗盛来琥珀光。
但使主人能醉客，
不知何处是他乡。
——唐·李白《客中行》

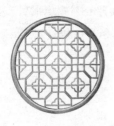

验明正身

历史上曾称西红花为"郁金香"，所以才有了李白诗中的那般场景。

若你对西红花知之甚少，那么它另一个如雷贯耳的大名定会令你豁然开朗——藏红花。西红花最早作为供佛圣物，自地中海沿岸传入我国西藏，久而久之，被误认为西藏所产，因此也被称为"藏红花"。早在三国时期的《南州异物志》中就有记载，称之为"郁金"，当时是作为供佛圣物和香料泡酒使用的。至元朝时已有较广泛应用，明朝起正式收录于各本草著作中。时至今日，《中国药典》以西红花之名收录，又以藏红花和番红花为其别名。由此，西红花、藏红花、番红花实际指的是同一物。

相较于细长如韭菜的朴素叶子，西红花的花可真是耀眼夺目。紫色的六瓣花，黄色的花蕊，从蕊中伸出的红色花柱就是最珍贵的入药部分。西红花娇嫩，开花时间可以分秒计之，昼开夜闭，需在将开时采摘，趁鲜剥丝，及时烘干。平均80～100朵鲜花才能收获1克花柱，倍显名贵。

西红花味甘、性平、无毒，入心、肝经。《本草纲目》曰："心忧郁积，气闷不散，活血。久服令人心喜。又治惊悸。"

活血化瘀

西红花活血化瘀的奇效在宋朝顾文荐的《船窗夜话》及元朝仇远的《稗史》中均有记载。

20 世纪 80 年代，西红花在上海崇明首次引种成功。2017 年，西红花被确定为新"浙八味"中药材培育品种。目前浙江省西红花的种植面积约 0.6 万亩，产值 2.5 亿元，约占全国的 50%。浙江建德三都镇是"中国西红花之乡"，同时"建德西红花"正在申报国家农产品地理标志登记保护。

现代研究表明，西红花具有抗癌、抗氧化、抗炎、镇痛、抗抑郁等作用。女士服用能调经养颜，淡化色斑；男士服用能凉血解毒，保护肝脏；老年人服用能解郁安神，活血祛瘀，软化血管，溶栓防栓，保护心脑血管系统。

运用现代高科技，西红花与铁皮石斛联袂成就了西红花铁皮枫斗膏。此膏以西红花为君药，发挥其活血化瘀、解郁安神的作用，使瘀血祛而新血生，血气充盈，精力充沛；以铁皮枫斗为臣药，取其益胃生津、滋阴清热的作用，使阴液充盈，肌肤润养有泽，并能补五脏虚劳，轻身延年；以益母草、西洋参、茯苓共为佐使之药，助君药养血活血，滋阴清热，活血化瘀调经。诸药配伍，补而不腻，健脾祛湿，清而不伤胃，共奏增加正气、祛邪固本、滋养先天之精、滋补阴阳气血、活血养血、健体养颜之效，达到提高机体免疫力的作用。

西红花除入药外，还可以泡水喝，用于做饭、煲汤、泡酒、制作食品等。它不仅被称为"妇女之友"，也非常适合男性补养身体，调理体质和增强活力。需要注意的是，西红花活血力较强，妇女在孕期和经期禁服。

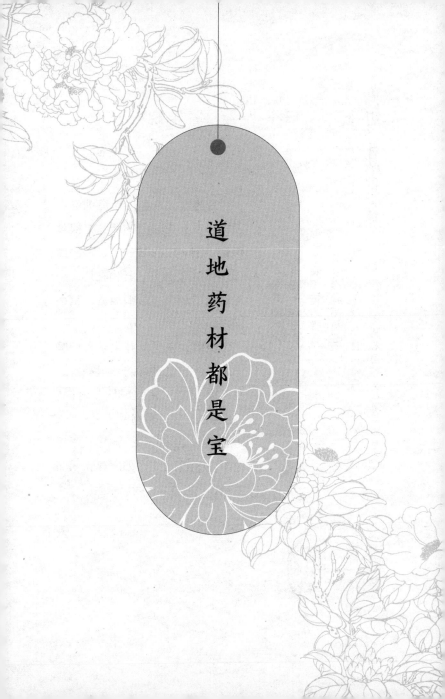

道地药材都是宝

黄精：甘美易食

文 朱　寅　宋捷民

长镵长镵白木柄，
我生托子以为命。
黄独无苗山雪盛，
短衣数挽不掩胫。

——唐·杜甫
《乾元中寓居同谷县作歌七首·其二》

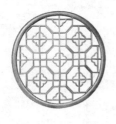

为避安史之乱，杜甫逃难到同谷。在大雪封山的寒冬，粮食短缺，杜甫只好去山上挖黄独（黄精）充饥度日。杜甫在诗句中道尽大雪满山，黄精难觅，空手而归的无可奈何之情。

黄精，在古代养生学家和医学家眼中，是神奇的延年益寿之品，甚至有"久服成仙"之说。《博物志》中，黄帝问天老："天地所生，岂有食之令人不死者乎？"天老曰："太阳之草，名曰黄精，饵而食之，可以长生。"

甘美易食之品

唐宋之前，黄精还不是一味药，而是道家修行的辅助食物，认为服食黄精能助羽化登仙。晋朝葛洪则将其视为一种食粮，《抱朴子》有言："黄精甘美易食，凶年可与老少化粮，谓之米铺，亦叫余粮、救穷、救荒草。"

唐朝诗人杜甫生平颇为信奉道家，受其文化影响，对黄精情有独钟，曾多次在诗歌中提及：在《太平寺泉眼》里写下"三春湿黄精，一食生毛羽"；在《丈人山》中则赞誉其"扫除白发黄精在，君看他时冰雪容"。

相传，最早发现黄精药用价值的也是杜甫。

有一天，杜甫见穷苦的邻家大嫂喘咳，无力做饭，就分了些刚煮熟的黄精给她吃。此后每天他都给大嫂送黄精食用，数月后，邻家大嫂苍白的面色渐渐红润，身体也变得结实了，连肺痨也大有好转。杜甫见状心想，大嫂没有吃任何药，只是服食了黄精，莫非这黄精能治病？为了验证自己的想法，杜甫让几位咳喘的老人也开始服用黄精。一段时间后，几位老人的身体状况都有了很大改善，这证实了黄精有益脾胃、润心肺的效果。后来，杜甫在任检校工部员外郎时，便把黄精能治病入药的经验告诉了御医。御医在编写本草书籍时，就收录了黄精。

黄精的故事

关于黄精，宋朝的《稽神录》里还记载过一个非常有意思的故事。

临川有一财主生性残暴，常虐待下人。家中一个小丫鬟不堪忍受，逃进深山。财主派家丁去抓她，但不知为何，原本十分瘦弱的丫鬟跑得飞快，怎么也抓不住。财主觉得丫鬟定是在山上吃到了仙草，于是设下一计，在山上的庙旁每日摆上鸡鸭鱼肉。丫鬟馋得不行，全吃掉了，结果发胖后再也跑不动，就被抓住了。

财主逼问她在山上吃了什么好东西，她说因饥饿难耐，看到鹿在吃一种植物的根，觉得鹿能吃，自己也肯定能吃，就采来晒干后充饥。这东西味道不错，甜滋滋的，能饱腹解渴，多吃几次之后自觉神清气爽、身轻如燕，于是就天天把这种野草当饭吃。几日后，她发觉自己身手愈加矫健，才能一直躲避主人的追捕。

而她赖以生存的，就是黄精。

疗疾养生之药

尽管吃黄精后身轻如燕、飞檐走壁只是一个传说，但在现实中，黄精确是一味不可多得的良药。从杜甫的经历和《稽神录》中不难看出，黄精至少起到三方面的作用：

疗疾，养生，充饥。

黄精，味甘，性平，无毒，属百合科植物，具有补脾润肺生津的作用。据《本草纲目》记载，黄精"补诸虚，止寒热，填精髓"。宋朝《日华子诸家本草》论曰："黄精单服，九蒸九曝，食之驻颜断谷。"而《趣味中药》一书也记述："黄精味甘，性平，归脾、肺、肾经，功能补气养阴，健脾，润肺，益肾。用于脾胃虚弱，体倦乏力，口干食少，肺虚燥咳，精血不足，内热消渴。"

古代本草典籍里还有很多关于黄精药效的记载，最主要的是补肺、健脾和补肾。中医一般将其用于气阴两虚证候的治疗，如肺虚燥咳，证见干咳无痰、少痰、鼻燥咽干等；也用于肾虚精亏，证见腰酸腿软、头晕眼花、耳鸣、遗精等的治疗；还用于脾胃虚弱，证见四肢困乏、倦怠无力、食欲不振等的治疗。

原我国卫生部把黄精归于药食同源品种，对其保健功能做出了如下总结：改善记忆功能，提高缺氧耐受力功能，辅助降血糖功能，对化学性肝损伤有辅助保护功能。除去痰湿体质、舌苔厚腻者，一般人都能吃黄精。

黄精的食疗方多用于补益脾、肺、肾。补肺可单用黄精，加冰糖炖着吃，冰糖本凉润，和黄精配在一起最能补肺；补肾的话就加枸杞子炖汤，枸杞子补肾益精，可增强黄精的补肾效果；若要健脾养胃，就和山药一起炖鸡，放点陈皮，糯而不黏，味道很好。当然这些药膳的前提都是用制过的黄精，能用九蒸九晒的就更好了，因为九制黄精补益作用最强。乌如漆、甘如饴是评判制黄精优劣的一大标准。

还有一种传统美食黄精糕，做法是：取九蒸九晒的黄精50克、黄豆100克、红糖150克、糯米粉和粳米粉各250克。先将黄精和黄豆同煮2小时后捣烂成泥，再加入糯米粉、粳米粉和红糖一起拌匀揉成团，上锅蒸1小时取出晾凉，切成块状即可食用。

若是嫌以上制作方法太麻烦，则可以像吃地瓜干一样直接嚼着吃黄精。

山茱萸：山谷里的『红玛瑙』

文 王晓鸣

朱实山下开，
清香寒更发。
幸与丛桂花，
窗前向秋月。

——唐·王维《山茱萸》

这首五言绝句《山茱萸》系唐朝大诗人王维所作，诗中的"朱实"就是秋天山茱萸所结的红色果实。大多数人可能对王维的另一首诗《九月九日忆山东兄弟》更为熟悉："独在异乡为异客，每逢佳节倍思亲。遥知兄弟登高处，遍插茱萸少一人。"这首诗里的"茱萸"指的是吴茱萸，有温中、止痛、理气的作用，而我们今天要说的是补益肝肾、固涩收敛的山茱萸，可别搞混了哦。

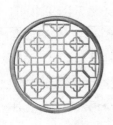

百年山茱萸，名誉"淳六味"

山茱萸，又称萸肉、山芋肉、肉枣、药枣，浙江淳安一带的人们更多称其为"红枣皮"。

当地人在秋天上山采回红色的山茱萸果实，放入沸水中煮一下，捞出稍晾，用手捏挤，去掉果核后，晒干即成名副其实的"红枣皮"了。《本草纲目》记载：山茱萸"其核能滑精，不可服"，所以，山茱萸在初加工时必须去果核。如今这个加工过程已经机械化了，大大方便了药农。

淳安临岐是著名的"山茱萸之乡"，秋天正是山茱萸收获的季节，我们专程去察看镶嵌在山谷树林里的点点"红玛瑙"。

那天，淅淅沥沥下着秋雨，云雾笼罩着群山，我们沿着山道进入百年山茱萸基地——半夏村。这个村名与中药"半夏"并不相关，而是因这里特别凉爽的夏天而得名。在临岐镇分管领导引导下，我们一行人深入到"山茱萸古树群落保护区"。山谷里那漫山遍野的山茱萸古树林，特别是树牌上注明的树龄，看傻了大家："那么多百年以上的山茱萸树呀！"在树叶的遮盖下，需要靠近才能瞧见红玛瑙样的果实挂在枝头。我忍不住摘下一颗鲜果品尝，酸酸涩涩的，口感可没有外表好。许多树身上还挂着黄色的"黏虫贴"以除虫害，看得出当地人有多么爱护这一片古树林。听说，山茱萸不仅秋天果实红彤彤的十分诱人，春天花开金灿灿的也很可观，于是众人相约来年阳春三月再来临岐观花。

下山后，来到镇里的中药材交易市场，最醒目的是堆成小山一样，经去核晒干初加工的山茱萸——今年第一批山茱萸，正等待药商前来交易。

临岐镇地处5A级风景区千岛湖的源头，自然生态环境一流，是中药材生长的好地方，成就了数百种品质优良的道地药材，其中以"淳六味"——山茱萸、覆盆子、前胡、黄精、重楼（七叶一枝花）、三叶青最为闻名。临岐也是新安江水库形成后唯一未被淹没的古镇，保留下传承千年的珍贵药材资源，特别是种植数百年蔚然成片的山茱萸古树林，显得尤为珍贵。

茱萸补肝肾，固涩不敛邪

在介绍了被誉为"山茱萸之乡"的淳安临岐后，科普一下山茱萸的中药知识也是必需的。

山茱萸最早出现于《神农本草经》，被列为中品。《本草纲目》记载，山茱萸"能壮元气，秘精"。又曰："止小便利，秘精气，取其味酸涩以收滑也。仲景八味丸用之为君，其性味可知矣。"

山茱萸性微温，味酸、涩，入肝、肾两经，具有补益肝肾、涩精缩尿、敛汗固经等功效。常用于肝肾不足者，尤其是滑脱诸证，如腰膝酸痛、眩晕耳鸣、小便频数、遗精、月经过多、虚汗等。许多补肾名方中都有山茱萸的身影，如左归饮、右归饮、六味地黄汤、肾气丸等，山茱萸皆为方中要药。

近代医学大家张锡纯对山茱萸的研究，可谓是前无古人。他在《医学衷中参西录》中叙述："山萸肉味酸性温，大能收敛元气，振作精神，固涩滑脱。因得木气最厚，收涩之中兼具条畅之性，故又通利九窍，流通血脉……且敛正气而不敛邪气，与他酸敛之药不同。"张锡纯这段话一语道破山茱萸与其他收敛药物的区别：收涩之中兼条畅之性，收敛正气而不敛邪气。让我们通过张锡纯创制的"来复汤"，来看看他运用山萸肉的独到之处。

来复汤：山萸肉二两，生龙骨、生牡蛎各一两，生杭芍六钱，野台参（党参）四钱，炙甘草二钱，用于治疗大汗欲脱或久病虚脱者。方中山茱萸为主药，与人参、龙牡等药一起，敛汗固脱，防止元气虚脱。张锡纯认为："萸肉救脱之功，较参、术、芪更胜。盖萸肉之性，不独补肝也，凡人之阴阳气血将散者，皆能敛之。故救脱之药，当以萸肉为第一。"

来年三月，终于等到万物复苏的春天，再次行走在临岐的大地上，覆盆子、白及争艳吐蕊，黄精、重楼舒枝展叶……哇，终于看到心心念念的山茱萸花了，满山尽是"黄金甲"，欣欣向荣好景象。

七叶一枝花：百毒一把抓

文 王晓鸣

七叶一枝花，
深山是我家。
痈疽如遇者，
一似手拈拿。

——民间歌谣

七叶一枝花，又名重楼、蚤休，系百合科植物，其叶6～10枚轮生，通常为7片，顶端开着一枝黄绿色的花朵，故名"七叶一枝花"。七叶一枝花形如其名，过目难忘，算得上药用植物中的奇葩。

七叶一枝花以根茎入药，具有清热解毒、消肿止痛的功效，常用于治疗毒蛇咬伤、疮痈肿毒、扁桃体炎、乳腺炎、跌打损伤、肿瘤等，民间有"七叶一枝花，百毒一把抓"的说法。

深山是我家

有一则神话故事，讲述了七叶一枝花的药名及功用来源。

很久以前，浙江天目山区有位名叫沈见山的小伙子，父母早亡，又无兄弟姐妹，靠上山砍柴为生。一天，他在山上被一条毒蛇咬伤小腿，倒地后不省人事。正巧七仙女和王母娘娘驾祥云到此，便用沾有仙气的罗帕和碧玉簪救治了他。沈见山逐渐苏醒，只听"嗖"的一阵风响，罗帕和碧玉簪一起落在了地上，旋即变成了七片翠叶托着一朵金花的草。沈见山惊呆了，再看看自己的小腿，伤口竟然无影无踪。下山后，他把这个奇特的经历告诉了村民，并带他们上山见识这味草药。村民们认为这草药带有仙气，此后每遇蛇虫咬伤，都会上山采挖此药，并称之为"七叶一枝花"。

前几年有部连续剧叫《芈月传》，讲的是战国时一代女后芈月的千古传奇。剧中把七叶一枝花神化为救命仙草，但用它解杀人蜂之毒，救下公子荡和葵姑这个剧情确实合情合理。

李时珍在《本草纲目》中记载了一段歌谣："七叶一枝花，深山是我家。痈疽如遇者，一似手拈拿。"我国有名的季德胜蛇药，就是以七叶一枝花为主要成分制成的。

眷眷本草情

前几年，在浙江省中医药学会开展的"寻访民间郎中"活动中，我们与兰溪市的民间草药医吴月龙结下了不解之缘。

吴月龙在兰溪市人民南路步行街开了家草药铺，主要经营从"自家后山草药园"采摘的中草药，如七叶一枝花、三叶青、黄精等，可谓品种繁多。他还与人合作成立了兰溪市中草药种植科技研究所，通过这个平台研究当地中草药的种植和开发。有一天，众人提议一起去看看"自家后山草药园"，认认中草药。

吴月龙老家兰溪福坑的那一片山林，就是他的草药园。

我们随吴月龙沿乡村山路拾级而上，随处可见各种当地中草药，特别是山坡老墙边长出来的七叶一枝花，惊艳了一众人。看到稀罕的七叶一枝花，手里痒痒的，又不忍采摘，便只有拍照了。寂静的山谷里，回荡着我们一群人的喧哗声。

七叶一枝花通常生长在海拔600米以上山谷里的溪涧边、树林下，喜在凉爽、阴暗、潮湿的环境中生长，既怕干旱又怕积水。福坑山的海拔与环境，简直就是天然的草药园，也难怪吴月龙会看中这里。

名列"淳六味"

淳安古镇临岐的中药材种植和交易历史悠久，中药资源丰富。近年来，当地中药材种植得到大力发展，所产的山茱萸、覆盆子、前胡、黄精、三叶青以及七叶一枝花等已成规模，在全国中药材市场享有盛誉，被淳安县人民政府定为"淳六味"。目前已开放使用的临岐中药材市场是杭州乃至浙西地区重要的中药材集散地。

临岐镇仰韩村是七叶一枝花的标准化栽培基地，在那儿我们看到了种植在大棚里成片的七叶一枝花。浙真淳药业老板童来贵先生的老家在审岭脚村，他也有中药材种植基地，基地中的七叶一枝花、黄精、白及等道地中药是生长在自然环境中的。七叶一枝花入药需要生长7～8年时间，那可得耐得住性子。

我们近距离细看了七叶一枝花，再温习李时珍在《本草纲目》中的描述，印象就更深刻了："蛇虫之毒，得此治之即休，故有蚤休、螫休诸名。重台、三层，因其叶状也。金线重楼，因其花状也……一茎独上，茎当叶心，叶绿色，似芍药，凡二三层，每一层七叶。"

七叶一枝花自古以来就被誉为治疗蛇伤、痈疽之良药，其性寒味苦，有小毒，鲜品外用，效果最佳。如今，七叶一枝花的功效被广泛开发，用于治疗各种肿瘤，其价格也是居高不下。但是，我认为，七叶一枝花的功效万变不离其宗，最拿手的还是清热解毒，人赞"百毒一把抓"。

白及：岁月之美

文 朱 寅 宋捷民

西风尽日濛濛雨，
开遍空山白芨花。

——清·王士禛《香祖笔记》

清初诗人、文学家王士禛在入蜀路上见白芨有感，作此诗句。通过诗句我们可以联想白芨花开的素雅。白芨即白及，属兰科多年生草本植物，分布于华东、中南、西南及甘肃、陕西等地，以贵州所产量最大、质最好，浙江也有少量种植。白及本作药用，近几年却因一部故宫纪录片而成为"网红"。

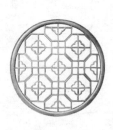

金石字画背后的无名英雄

《我在故宫修文物》受到年轻群体热捧，坐了多年冷板凳的文物修复师成为新一代"网红"，连带他们的绝门手艺和工具，也被"粉丝"们扒了个底朝天。在这些工艺中，有味中草药出镜率极高，那就是白及。比如在修复古画时，修复师会用蘸了白及水的毛刷在画上轻刷一层，以增加画面光泽度；装裱中国字画时，将白及熬胶作为黏合剂使用；制作珠宝时，有道工序叫累丝，难度极高：先把炭研成细末，用白及黏液调和后，堆塑成所要制作的器物模型，然后将金银等贵金属拉成细丝，在模型上编成各种形状，用焊药焊连，之后置于火中把模型烧毁，才能形成立体中空的工艺品；再比如制作拓片，先要剔清被拓物件的花纹或文字，用宣纸覆盖要拓的文字或花纹，用毛巾轻轻润湿使宣纸贴于器物表面，再用蘸了白及水的毛刷轻轻敲捶，利用白及水的黏性，使宣纸更好地附着在器物表面。

不难发现，文物修复师们对白及的主要利用在于其黏性。白及制胶，在我国已有悠久的历史。早在南北朝时期，医药学家陶弘景就在《本草经集注》中指出："（医）方用亦稀，可以作糊。"可见早在一千四百多年前，白及已被用来制糊制胶了。李时珍在《本草纲目》中亦载"白及性涩而收，得秋金之令"。尤其是在裱画方面的应用，白及无色，有黏性，不易腐纸、帛、绫和绢，古人用这种糨糊来粘包裹画卷的天地杆，可以长久地保持裱件不裂口变形。以白及胶裱画，经世代传承，口耳相传，在字画界沿用至今。

生肌美白之药

然而，白及作为一味中药，其作用除专业的中医师和中药师外鲜为人知。白及入药的部分为其块茎，通常在夏秋两季采挖，除去残茎及须根，洗净，置沸水中煮至无白心，然后除去外皮，晒干，再切成片。白及性微寒，味苦、甘、涩，归肺、胃、肝经，最主要功效为收敛止血、消肿生肌。针对肺胃出血，如胃溃疡出血、糜烂性胃炎、肺结核出血、支气管扩张出血等疾病，一般用3～6克白及，研粉吞服；针对外伤出血、水火烫伤、疮疡肿毒等，可以直接用白及磨粉抹在伤口上；皮肤皲裂者可以将白及粉和凡士林混合搅拌成糊状，涂在创口上，皲裂很快就能愈合。需要注意的是，白及不宜与乌头类药材同用。

白及对内外伤出血有奇效，很多民间传说都流传着它神奇的止血功效。比如说古时候有位将军，从关外保护皇帝回京，身负重伤，虽经太医抢救保住了性命，但因肺部被箭射穿，所以吐血不止。皇帝下令张贴榜文，征求能人前来医治。这一天，来了位老农，拿着几株棕榈叶一样的草药，其根部有着菱角肉形状的块块，献给皇帝道："请把这些根块烘干，磨成粉，给那位将军冲服并外敷。"将军用药后果然伤口愈合，也不吐血了。皇帝龙颜大悦，便让太医把这味草药编入药书，公诸天下，并以老农的名字给草药命名为"白及"，后来民间通常会写成"白芨"。李时珍对这个名字给予了权威解释：其根白色，连及而生，故名"白及"。在《中国药典》中它的正名也叫"白及"。

现代药理研究发现，白及的提取物对实验动物有良好的止血作用，可能与其所含的胶状成分有关，其具有止血、保护黏膜、抗肿瘤、抗菌等作用。

不过这几年来，白及的另一功效被广大爱美的姑娘们发现了。翻开"小红书"，"三白面膜""白及面膜"这样的词条屡见不鲜。

最简单的白及面膜，只需白及粉5克，加水和匀，均匀涂于脸部，15分钟后清洗，便有美白肌肤和淡化斑痕的作用。稍复杂一些的三白膏，则用白茯苓、白及、白芷按2∶1∶1比例磨粉，用蛋清和蜂蜜调和敷面，美白祛斑。值得注意的是，面膜做完后不要让皮肤见强光，因为白及本身有一些光敏作用。至于工序最复杂的"当归白及收敛面膜"，是为毛孔粗大的姑娘准备的：白及10克、当归15克、楮实子8克放入砂锅中，加500毫升水，煮开后再煮5分钟，然后用干净纱布过滤取汁。待药汁温度降至40℃左右时，用毛巾蘸药汁拍打、按摩脸部，也可将面膜纸蘸上药汁覆盖在脸上，15分钟后洗净。据说若每周如此做2～3次，坚持3个月左右，脸部粗大的毛孔就能收缩，肌肤变得紧致、细嫩。

行文至此，笔者也不由跃跃欲试。最近脸上痘痘频发，便将药房买来的白及片泡入水中，半小时后，便有胶状物分泌出来，将它抹在痘痘上，消肿止痛立竿见影。

白及的确有美容效果，《药性论》中说白及"治面上疮，令人肌滑"，《本草纲目》也言其"洗面黑，祛斑"，可治疗痤疮、体癣、红肿、疤痕等皮肤病，可见确有美白祛斑、医治面疮、光滑肌肤之功效。除将白及制成面膜、洗剂、霜剂等外用护肤品、化妆品外，白及内服也有美容作用。著名京剧表演艺术家梅兰芳先生就时常食用加入大豆、白及、核桃仁等食材的药膳粥，至晚年依然面容红润、肌肤有光泽。

衢州陈皮：一两陈皮一两金

文 王晓鸣

菊暗荷枯一夜霜。新苞绿叶照林光。

竹篱茅舍出青黄。

香雾噀人惊半破，清泉流齿怯初尝。

吴姬三日手犹香。

——宋·苏轼《浣溪沙·咏橘》

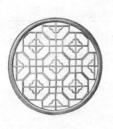

这是一首咏橘佳作。苏轼在诗中借菊与荷耐受不住寒霜摧残，咏颂了橘林常绿凌寒不凋、橘果始变黄而味愈美之品性，更以吴地女子手剥橘后"三日手犹香"之夸张描述，赞美了橘之气味芬芳、味道甘美。

其实，橘子食用后留下来的皮经过加工便是一味上好中药——陈皮。陈皮越陈越香，年份越久价值越大。在民间，百年老陈皮有"一两陈皮一两金，百年陈皮赛黄金"的说法，此时其手留余香又何止"三日"。

陈皮"治百病"

自古以来，芸香科植物橘就备受人们青睐，为文人墨客所吟诵。它的全身上下都是宝，除橘肉是上好水果外，橘皮、橘核、橘络、橘叶、橘红、橘白、橘根和加工而成的橘饼都是良药。特别是用橘皮加工而成的陈皮，味辛、苦，性温，具有理气燥湿、止咳化痰、健脾和胃的功效，常用于治疗胸胁胀痛、疝气、乳胀、乳房结块、胃痛、食积等，是中药学理气药中使用频率最高的一味药。

李时珍在《本草纲目》中载："橘皮，苦能泻能燥，辛能散，温能和。其治百病，总是取其理气燥湿之功。同补药则补，同泻药则泻，同升药则升，同降药则降。"这是对陈皮功效的高度概括。

橘皮加工而成的药材中还有一味是青皮。青皮与陈皮有什么区别呢？陈皮是用橘的成熟果实的果皮炮制而成的，青皮则是用橘的幼果或未成熟果实的果皮加工而成的。陈皮成熟，药性缓和，理气功效全面，应用范围广，涉及大部分脏腑，尤以脾、肺二脏为主；功能为理气健脾，燥湿化痰；主要用来治疗痰湿证、食积证和气滞证，著名方剂有平胃散、二陈汤等。而青皮年幼，性味刚烈，直上直下，疏通三焦；功能为疏肝破气，消积化滞；主治肝郁气滞证、食积气滞证等。

衢州陈皮与新会陈皮

说起陈皮，人们普遍认为广东新会的陈皮最好，价格也最高。新会陈皮的品牌效应与其药材道地特点和文化保护传承密切相关，那衢州陈皮又怎么样呢？

衢州种橘历史悠久，徐霞客曾以文描写了三百多年前衢州一带"橘奴千树，筐筐满家，市橘之舟，鳞次河下"的情景。近年来，衢州柑橘产业发展迅速，陈皮也不负众望被列入"衢六味"，成为衢州重点发展的中药材之一。

衢州陈皮的主要来源为椪柑、衢橘（朱红），尤以衢橘为佳。据数据显示，2020年衢州柑橘的种植面积为33.6万亩，产量居全省之首，除75%鲜销外，其余部分加工成柑橘砂囊（果肉）、果胶和陈皮。

依照衢州陈皮制作的老传统，椪柑和衢橘通过净选、开皮、翻皮、晒干晾干、烘干、包装、贮藏陈化等工序加工成陈皮。目前，普通橘皮经初加工后销售到中药饮片厂，再被制作成陈皮。去皮手法优美，以完整的"三花陈皮"呈现者，受到两广陈皮经销商的青睐，被作为基础材料，再进行各种加工后走向当地陈皮市场。

据衢州市农业林业科学研究院中药材研究所分析，衢州陈皮的药用成分含量是新会陈皮的两倍。相较于新会陈皮，衢州陈皮具有果皮厚、气味浓、易剥离、有效成分（橙皮苷）含量高等特点。衢州发展陈皮产业的资源优势明显，尤其是要向中高端市场方向发展。

"橘皮杠酱"真下饭

大家都知道，陈皮越陈越好。储存年份久的陈皮尤为珍贵，其香味更淳，药效更好，价值亦更高。陈皮除入药外，还是人们喜爱的养生食材，能做很多药膳。当然，做药膳的陈皮一定要用老陈皮，还得是"三花陈皮"。

我们在烹调鱼、肉之类的荤菜时加入一些陈皮，不仅可借药力发挥其营养作用，还可以去腥解腻、增香提鲜，以助消化。陈皮还可用来制成蜜饯小食，如陈皮糖、陈皮梅、陈皮姜。其用来泡茶，味更香醇，如陈皮姜茶、陈皮普洱茶。

2020年，因担任浙江省第二届十大药膳评审，我结缘于衢州市区的"方家菜谱"，品尝到"橘皮杠酱"——在浓浓的酱香之中，蕴藏着橘皮的馨香，初尝一口，唇齿留香。酒店老板说，"橘皮杠酱"是本地拌饭酱中最好吃的，最为下饭，是衢州人家老底子的味道。

"橘皮杠酱"的制作方法如下：

材料：橘皮6个，猪肉适量，豆腐干3块，青、红辣椒适量，黄豆酱适量，大蒜、水淀粉、葱花适量。以上"适量"按个人口味不同调整。

制作步骤：橘皮放入冷水中浸泡约2小时后捞出，切丁备用；猪肉绞成肉糜，红辣椒、青辣椒、豆腐干均切丁备用，大蒜切末备用；油烧热，小火煸香肉末，加入黄豆酱搅拌均匀；依次倒入豆腐干、红辣椒、青辣椒及蒜末充分翻炒；最后加入橘皮丁，小火慢炒1分钟；关火后盛出，撒上葱花，淋上水淀粉，制作完成。

"橘皮杠酱"这道菜，橘黄、椒绿、辣红，满目鲜丽；橘香、酱香、肉香，口鼻留馨。初冬季节，苏轼的诗句提醒我们："一年好景君须记，最是橙黄橘绿时。"您不妨走进厨房，也试着做做最是下饭的衢州"橘皮杠酱"。

厚朴：多食饱胀者的灵药

文◎宋捷民

内旨宣来半录黄，
白麻传语曼声长。
班齐未听牙牌报，
暂进朝房厚朴汤。

——清·史梦兰《全史宫词》

清末诗人史梦兰的《全史宫词》是宫词集大成之作，书中之词均详注以史事印证。《全史宫词·卷十六·宋》中的"暂进朝房厚朴汤"，记载了宋朝百官上朝时，守堂卒役常送厚朴汤给朝臣饮服，可见当时以厚朴为主的厚朴汤在宫廷中已是养生饮品。

每到节假日，常会有人在宴会上大吃大喝，次日胃部难受，恶心呕吐，腹胀饱满甚至疼痛。此时若用少量厚朴末、陈米煮汤送服，症状会立马好转，所以人们把厚朴称为"多食饱胀者的灵药"。

名贵的中药材

厚朴主产于浙江、四川、贵州、湖南、湖北等地。产浙江者称为"温朴",产四川者称为"川朴"。浙南山区中常可见到厚朴,树高5～15米,属落叶乔木。厚朴因叶大而树冠浓荫,因花大而富丽堂皇,因药用价值而名贵。它的种子红彤彤的,很是漂亮,常被鸟儿们叼来叼去,是它们喜欢的食物。之所以被称为"厚朴",是因为其树木质朴无华而树皮厚实。李时珍谓:"其木质朴而皮厚,味辛烈而色紫赤,故有厚朴、烈、赤诸名。"

厚朴属国家二级重点保护野生植物,为中国贵重的药用及用材树种。厚朴自古难种植,必须靠鸟类食用排粪播种。20世纪90年代,有人了解到厚朴的药用价值,想种植厚朴,于是挑选出籽粒饱满、无病虫害的种子,在肥沃的土地上种下。然而,种下的种子几乎全军覆没,绝大多数没有成活。他疑惑不已:那些被鸟吃进肚里又排出来的种子,无人过问都能发芽成活,我选择的是最优良的种子,进行的是最精心的管理,怎么就不发芽呢?于是求教于农林专家,专家告诉他,厚朴的种子外壳坚硬,且有一层蜡质保护,所以不易发芽。而被鸟吃进肚里的种子,经过鸟的消化道后,蜡质脱掉,硬壳软化,胚芽就容易钻出来了。他明白这个道理之后,便采用人工方法,敲碎种子硬壳,然后再下种。结果,他种植的厚朴大丰收,经济效益颇丰。

中药市场上厚朴的制品有多种：以树的主干取得的干皮，树皮多呈卷起的筒状，称"筒朴"；若经加工后卷成双卷筒状，形似如意，称"如意卷厚朴"或"如意朴"；靠近根部取得的干皮一端呈喇叭口状，称"靴筒朴"；根皮经加工后卷成单或双卷，多劈破，形弯曲如鸡肠，名"鸡肠朴"；从粗枝上剥下的皮，呈单卷状，称"枝朴"。以上各部位的厚朴，断面均有点状闪光性结晶，以皮粗肉细、内色深紫、油性大、香味浓、味苦辛微甜、咀嚼无残渣者为佳。

医疗保健作用

厚朴入药历史悠久，早在武威汉简《治百病方》中就有记载。《神农本草经》将其列为中品，其味苦、辛，性温，归脾、胃、肺、大肠经，功能应用主要有四：

一、燥湿。不少人晨起刷牙时，看到舌苔上面厚厚一层，如豆腐渣样，同时伴有食少胃口差、腹胀、恶心呕吐、大便偏稀，这属于湿阻中焦之病，可单用姜汁制厚朴为末，陈米饮送服。

二、消痰。厚朴可治痰饮阻肺、肺气不降、咳喘胸闷者；常与苏子、橘皮、半夏等同用。对于胸闷气喘、喉间痰声漉漉、烦躁不安者，可与麻黄、石膏、杏仁等同用。

三、下气。对于胸腹痞满、反胃呕吐者，常与佩兰、陈皮等同用。厚朴还可用于制止子宫、胃、肠等在手术中的鼓肠现象，可用厚朴粉5～10克于术前12小时一次吞服。此外，对于七情郁结、痰气互阻，咽中如有物阻而咽之不下、吐之不出的梅核气证，可配伍半夏、茯苓、苏叶、生姜等药，如半夏厚朴汤。

四、除满。厚朴被称为"除胀满之要药"。凡湿阻、食积、气滞所致脾胃不和、脘腹胀满者均可使用，兼有寒者尤为适宜，常与苍术、山楂、枳实、大黄同用。

另外在临床上，一些身体壮实之人因误服人参、黄芪等补气药而出现腹胀，可服用厚朴以解之。厚朴的化学提取物对主要致龋病原菌也有很强的抑菌作用，临床上可作为防龋齿药物使用。厚朴气味清香宜人，目前厚朴提取物和精油协同组合的口气清新用品和口腔清洁用品均已上市。

厚朴内服的常用量是每日3～10克。临床应用时要注意：一是厚朴药性较烈，无补益作用，体虚者勿用；二是厚朴能损胎元，妇女妊娠不可服用；三是服用厚朴时，饮食上不要吃豆类，以免动气，降低厚朴疗效。

总之，厚朴既可作为药物应用，又可作为保健品使用，而且是我省重要中药资源，具有很大的开发前景和经济效益。

银杏：
药中『活化石』

文 浦锦宝 樊多多

鸭脚生江南，
名实未相浮。
绛囊因入贡，
银杏贵中州。
——宋·欧阳修《和圣俞李侯家鸭脚子》

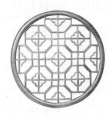

说起银杏，就要提到浙江杭州的天目山，那里有一棵"银杏树王"。据专家考证，银杏起源于1.7亿年前的恐龙时代，繁盛于200万～300万年前，消亡于100万～200万年前的第四纪冰川期，最后仅见存于天目山的银杏树。现在，遍布全球的银杏几乎都是天目山银杏树的后代。

据说，"银杏树王"已有1.2万年树龄，老、壮、青、少、幼22株共生一根，一树成林，相互偎依，被誉为"五世同堂"。"银杏树王"至今仍枝繁叶茂，果实累累，是历经沧海桑田名副其实的"活化石"。

身边的长生树

小学时在课本里读到银杏是"活化石"，总觉得这么珍贵的树一定很少见，以至于初次见到那树干笔直、叶片金黄的银杏时，激动了很久，还特别小心翼翼地采摘了一片叶子夹在书中，想作为永久的纪念——那是少年时在北方的纯真情怀。

后来到了南方，忽然发现道路两旁和小区的绿植多是银杏，诧异于这居于神坛的植物怎就屈尊降贵成如此平常之物。了解后得知，银杏还是一种抗病虫害树木，同时被公认为无公害树种。银杏绿化效果非常好，可自然净化空气，减少大气层悬浮物含量，提高空气质量。

每到白果由绿色转为金黄色，甚至落到地上时，就会深切地感知季节更替，时光荏苒。

白果味甘、少涩，气微寒，入心经，通任督之脉，至于唇口，具敛肺气、定喘嗽、止带浊、缩小便的功效，主治哮喘、痰嗽、白带、白浊、遗精、淋病、小便频数。现代药理研究表明，白果还有较强的抑菌杀菌、降低血清胆固醇、降低脂质过氧化水平、祛斑润肤、增强血管渗透性的作用。

可药可食

银杏树又名白果树，自然条件下从栽种到结果要二十余年，四十年后才能大量结果，所以又被称为"公孙树"，有"公种而孙得食"之意。因其叶呈扇形，前端略有浅裂，形似鸭掌，故又名"鸭脚"。在宋朝白果被列为贡品，欧阳修留有一诗："鸭脚生江南，名实未相浮。绛囊因入贡，银杏贵中州。"这说明了当时银杏树的珍贵程度。

银杏树之"珍"，还体现在其果、叶、根均可入药。

清朝陈士铎在《本草新编》中对白果的效用有一段较为精辟的论述："白果不可多用，然小儿又最宜食之。盖小儿过餐水果，必伤任督之脉，五日内，与十枚熟食，永无饱伤之苦，并不生口疳之病。"

文中提到不能因白果具小毒而不敢应用，实际上白果能通任督之脉，可治疗小儿过食生冷导致的脘腹胀闷、腹痛泄泻，但也提到使用的剂量不能过大，超量服用会有中毒的风险。

陈士铎的观点与现代研究结果完全一致。现代研究认为，白果有一定的毒性，不宜多食，尤其不宜生食。因为白果胚中含有氢氰酸、白果酸等毒性物质，生白果中含量尤高。中毒表现为上吐下泻、腹痛、发热，重则抽搐、呼吸困难，甚至死亡。

银杏叶具有活血养心、敛肺涩肠的功效，主治胸痹心痛、咳喘痰嗽、泄泻痢疾、白带。银杏叶同样具有一定毒性，喜欢用银杏叶泡水喝的朋友要注意了，银杏叶服用剂量过大或时间较长，也会危害人体健康。

银杏树的根也是一味中药，叫白果根，具益气补虚之功，主治遗精、遗尿、夜尿频多、白带、石淋等症。

银杏营养丰富，还可制成药膳服用。据记载，西天目寺僧人曾用白果制羹名曰"佛手杏羹"，款待乾隆皇帝以示最高礼仪。当地山民则将白果与肉同煮，称之为"长生肉"，或与枣熬成羹，名为"长生饭"。此外，还有烤白果、炒白果、冰糖白果、山药白果、木耳白果等多种服食之法。

银杏叶的守正创新

历史的车轮滚滚向前，中药制剂在继承传统的同时又有了发展创新的空间和可能。随着现代制药技术的不断发展，银杏叶制剂登上了新的舞台，翻开了中药制剂推陈出新的华彩篇章。

银杏叶制剂由于生产加工工艺不同，衍生出很多剂型，如浙产名药中的"天保宁"牌银杏叶片和万邦信诺康银杏叶滴丸。前者像一位常伴左右的老朋友，后者则更像是一个朝气蓬勃的少年。

1988年，浙江康恩贝制药股份有限公司与中国科学院上海药物研究所合作开发了银杏叶制剂产品，于1993年成功上市。这是国内第一款银杏叶制剂，其生产工艺获得了国家发明专利授权。

康恩贝药业在浙江乃至全国可谓家喻户晓，而万邦信诺康银杏叶滴丸则是银杏中药制剂的新生力量。

银杏叶滴丸是由银杏叶胶囊改剂型的经临床研究批准的四类中药新药，是拥有自主知识产权的全国独家品种和国家中药保护品种，是现代中药传统口服制剂的升级新型制剂产品，也是国内首个实施双黄酮限量控制的口服银杏叶制剂，自2004年上市以来，一直深受患者和临床专家的欢迎和好评。

骨碎补：过江不活

文 宋捷民　朱寅

骨碎补温，折伤骨节，
风血积疼，最能破血。

——明·龚廷贤《药性歌括四百味》

《药性歌括四百味》的作者为明朝医家龚廷贤，录于其所著《寿世保元》一书中。《药性歌括四百味》概述了数百味常用中药的性味、功能和主治等，以四言歌诀形式呈现，脍炙人口，历经数百年而不衰。

骨碎补，性温微苦，归肝、肾经，功效为补肾、活血、止血、续伤，临床用名有骨碎补、猴姜、毛姜、申姜。

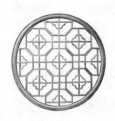

"猴姜"的故事

相传，唐朝有位老人时常进山采药。他养了一只小猴子，帮忙上下攀爬。有一天，猴子不小心从山崖上摔了下来，骨头摔断了，老人治不好，只能放在家里养着。有一天，山上下来一只老猴子，大概是小猴子的朋友。老猴子嘴里含着一大把草药，嚼碎了给小猴子涂在伤处，没过多久，小猴子的骨折就好了。

采药人觉得十分神奇，便随老猴子上山，找到了这种草药。刚挖出来的时候，发觉这药全身长满了褐色的细毛，就像猴子的毛一样。把毛全部刮去后，却像一块生姜，于是采药人就管它叫猴姜了。

还有另一个版本的故事，主角变成了神农氏。传说他进山采药摔骨折了，猴子给他带来了这种草药，治好了骨折，因此得名猴姜。

不管是基于哪种传说，猴姜治骨折的功效都在民间流传开来。唐明皇李隆基有一次荡秋千，一个不慎摔坏了骨头。太医治不好，于是张榜求药。一位民间郎中揭榜，带来了猴姜，一半煎药内服，一半捣碎敷在伤口上，皇帝不久就痊愈了。

皇帝便问郎中："此为何药？"

郎中答："猴姜。"

皇帝觉得这名字太难听，于是起了个新名：骨碎补。

骨碎补最早见于唐朝《本草拾遗》《药性论》等著作："能主骨中毒气，风血疼痛，五劳六极，口手不收，上热下冷，悉能主之。"（《药性论》）此外，它还有猢狲姜、石毛姜等别名。

骨折要药

骨碎补主伤折，还能治疗跌扑闪挫或金创、损伤筋骨、瘀肿疼痛、腰肌劳损、骨质疏松等骨伤类疾病。

多年前，我们曾做过一个医学实验。将一批兔子造成骨折模型后分成两组。一组固定后使用含骨碎补在内的药膏敷贴在伤口，一组固定后不用中药。7天、15天、20天、1个月后，分别观察骨折愈合情况。毫无疑问，敷贴药膏的兔子，愈合速度要远远快于未敷药膏的兔子。

这就充分证明了，骨碎补等中药对骨折愈合有着很好的促进作用。

骨碎补能行血脉，续筋骨，疗伤止痛。治跌扑损伤，可单用本品浸酒服并外敷；不过临床上一般都是配上其他药物，在复方制剂中使用。几乎所有中医骨科流派的接骨药里，都会用到骨碎补，搭配自然铜、没药、生姜等同用，如"圣惠方"骨碎补散等。

现代药理研究表明，骨碎补根状茎入药，富含黄酮、生物碱、酚类等有效成分，除治疗骨折外，还具有散瘀止痛，接骨续筋，治牙疼、腰疼、脱发、耳鸣、腹泻等功效。

这里所说的腹泻，并非所有腹泻，而是特指肾虚导致的腹泻。《本草纲目》记载："骨碎补，足少阴药也。故能入骨，入牙，及久泄痢。"从前有一位魏刺史的儿子长期腹泻，很多医生看了都没用，渐渐生命垂危。李时珍用骨碎补磨成药末，入猪肾中煨熟给魏公子服用，立刻止住了腹泻。"盖肾主大小便，久泄属肾虚，不可专从脾胃也。《雷公炮炙论》用此方治耳鸣，耳亦肾之窍也。"

《本草新编》说："（骨碎补）同补血药用之尤良，其功用真有不可思议之妙；同补肾药用之，可以固齿；同失血药用之，可以填窍，不止祛风接骨独有奇功也。"

骨碎补归肾经，有补肾和阴阳互补的作用。这里推荐一个补肾固体的食疗方：骨碎补粳米粥。取粳米100克、骨碎补12克、干姜10克、附子10克，将骨碎补、附子、干姜三味药水煎约30分钟，去渣留汁备用。将粳米淘洗干净，粳米内放入药汁，再加适量清水煮成粥即可。服用骨碎补的时候，忌羊肉、羊血、油菜。

骨碎补能治脱发，尤其是斑秃。切片后涂抹在脱发处，或用酒浸泡12天后涂抹患处，每天1～2次，效果很好。

骨碎补能治牙痛。用新鲜的骨碎补50～100克，去毛打碎，加水蒸服即可，或在牙疼时直接嚼一嚼新鲜骨碎补，能有所缓解。

民间还有骨碎补治疗顽固性皮炎的偏方：鲜骨碎补刮

去绒毛，土碗内放进菜油，再将骨碎补置于碗内磨汁。用时取温水洗干净患处，然后用棉签蘸药汁涂搽患处，每天3～5次。

浙南之宝

骨碎补，浙江是第一产地。

但骨碎补在钱塘江以南分布较多，在钱塘江以北分布较少，所以浙北的杭州、嘉兴、湖州等地，很少看到骨碎补，因为一旦遇上冷空气，很容易冻死。杭州龙驹坞边上有个草药种植研究所，曾试种骨碎补，从浙南移植过来，精心种了几年，植株一年比一年小，有一年冬天特别冷，就死掉了。

所以在浙江的丽水、温州、台州、金华、衢州等地，骨碎补不用人工种植，野外非常多，全年均可采挖，以根茎粗大、色棕者为佳。我有一次去金华磐安，一条路十余里，路边的树上全长满了骨碎补。

骨碎补属附生蕨类植物，喜欢附生在树上或石头上，所以一般会出现在树上和悬崖边，采摘起来不易。很多浙南农村的老人农闲时会进山采药，卖给前来收购的药商，每500克骨碎补能卖10块钱左右，以补贴家用。

骨碎补的叶子呈扁平条形，多弯曲而有分枝，有兴趣的朋友可以把骨碎补种植在假山里，作为盆景也是不错的。

蜈蚣：岱山甲天下

文 周国儿 朱 寅

楞伽海中山，
迥出霄汉上。
中有不死庭，
天龙尽回自。

——宋·王安石《化城阁》

蜈蚣入药，又被称为"天龙"。

对于广大中医师、中药师来说，蜈蚣是一味息风止痉、攻毒散结、通络止痛的良药。

舟山的岱山岛是全国"蜈蚣之乡"，这里所产的野生金头蜈蚣是当地最负盛名的道地药材。

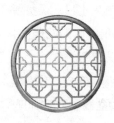

仙山里有金蜈蚣

比起声名远扬的普陀、东极、嵊泗列岛，岱山岛就像一位藏在深闺无人识的清丽美人。岛上气候适宜，光照充足，热量充沛，大气环境优良。良好的环境和海岛特殊的地理条件，使得岱山岛野生动植物种类繁多，尤以野生金头蜈蚣最负盛名，素有"蜈蚣之乡"之称。据清朝《昌国典咏》记载："磨心岭土人种蜈蚣以为田，供药肆之采用，则此物由来已久，但今未闻有种者。"磨心岭就在岱山县城高亭镇境内。

岱山的蜈蚣，由于其头板和第一级背板呈金红色，与墨绿色的其余背板形成明显反差，故又名金头蜈蚣。明朝医药学家李时珍在《本草纲目》中就有"蜈蚣以赤者为佳"的记载。岱山产蜈蚣已有数百年历史。金头蜈蚣优质纯正，全身可入药，能治多种疾病，是一味难得的药材。在《本草纲目》中就载有18种附方，并有"治小儿惊痫风搐，脐风口噤，丹毒，秃疮，瘰疬，便毒，痔漏，蛇瘕、蛇瘴、蛇伤"的记载。

岱山蜈蚣的主产地为衢山、瑶华、安福寺、白洋、顾家店、姚家港及古老背，尤以衢山产者为佳。过去蜈蚣入药以野生捕捉为主，但随着蜈蚣应用范围的不断扩大和野生资源的不断减少，蜈蚣货源显得十分短缺，因此，人工养殖蜈蚣变得十分必要。

自古以来，岱山人就有意识地对药用蜈蚣的适宜栖息地加以管理，对其种群给予保护，通过改善生长环境、补充食物等方式助其繁衍。采收金头蜈蚣售卖是岱山人古已有之的谋生方式。衢山镇是岱山蜈蚣的主产地，年产蜈蚣约200万条，岱山别的乡镇年产蜈蚣大约200万条，总产值近千万元。目前，岱山已建立金头蜈蚣养殖示范基地，正在对从完全野生逐渐转向野外仿生、室内养殖进行全面研究。

蜈蚣的炮制也是个细致活。无论是野生的还是人工养殖的，一般都在4—6月间捕捉。使用两端削尖的竹片，插入蜈蚣的头尾两端，然后绷直晒或用沸水烫，直到晒干或烘干。

蜈蚣治病有奇效

20世纪90年代，黑龙江哈尔滨曾生产过一款神奇的香烟——蜈蚣药烟，一度风行全国。其制作方法并不复杂：将土鳖虫、三七、血竭、蜈蚣研成细末，和烟丝混合，制成卷烟。在其发明专利上明确注明：痔疮患者在发病期间每日吸3～4支烟，能在1～2天内止痛、止血，在1～3个疗程内治愈（一个疗程为7天）。

据说，这款药烟采用的蜈蚣必须是舟山岱山岛的金头蜈蚣才有药效。于是，整个20世纪90年代，岱山蜈蚣被大肆捕捉，几近灭绝。

所幸，不知是由于吸烟有害健康，还是因为资源渐渐枯竭，这款药烟早已停产多年。

蜈蚣治疗痔疮并非无稽之谈。蜈蚣性温味辛，归肝经，有毒。功效为息风止痉，攻毒散结，通络止痛。

近现代汇通中西医的张锡纯认为，蜈蚣"走窜之力最速，内而脏腑，外而经络……凡一切疮疡诸毒皆能消之。其性尤善搜风，内治肝风萌动、癫痫眩晕、抽掣瘛疭、小儿脐风，外治经络中风、口眼歪斜、手足麻木"。现代研究认为，蜈蚣含有似蜂毒的有毒成分，即组织胺样物质及溶血性蛋白质等，对皮肤真菌及结核杆菌有抑制作用；药理上具有抗肿瘤、拒真菌、止惊厥等作用，对恶疮瘰疬亦有较好疗效，并能促进人体的新陈代谢。

近年来，临床上对蜈蚣治疗恶性肿瘤的应用极为广泛，主要用于肝癌、胃癌、食管癌、肺癌、乳腺癌、鼻咽癌、宫颈癌、绒毛膜癌、恶性淋巴瘤、卵巢癌、白血病等的治疗，还可用于中风痉搐、百日痉咳、骨髓炎、甲沟炎等疑难杂症。

中医对蜈蚣的应用还有以下几个方面。

痉挛抽搐：蜈蚣辛温，性善走窜，通达内外，有比全蝎更强的息内风及搜风通络作用，二者常相须为用，治疗多种原因引起的痉挛抽搐，如止痉散。经适当配伍，亦可用于急惊风、慢惊风、破伤风、风中经络所致口眼歪斜等证。

疮疡肿毒、瘰疬结核：蜈蚣以毒攻毒，味辛散结，同雄黄、猪胆汁配伍制膏，外敷恶疮肿毒颇佳。若焙黄研细末，开水送服，或与黄连、大黄、生甘草等同用，还可治疗毒蛇咬伤。

风湿顽痹：蜈蚣有通络止痛作用，可与防风、独活、威灵仙等祛风、除湿、通络药物同用。

顽固性头痛：蜈蚣与天麻、川芎、白僵蚕等同用，治疗久治不愈之顽固性头痛或偏正头痛。

蜈蚣的脚和须有毒，不建议直接服用，虽有处理后生吃脚须治病的例子且效果显著，但仍需慎用——主要看人体肝功能是否能完全分解其毒，因人而异。

此外，蜈蚣有毒，故用量不可过大，且孕妇忌用。

芙蓉：占尽深秋风姿绝

文 樊多多

诚如宋朝王安石所言，芙蓉花就像一位从不浓妆艳抹的微醺美人，令人神往至极。一睹芙蓉风姿的这个心念，在11月的兰溪之行终于得以圆满。

水边无数木芙蓉，
露染燕脂色未浓。
正似美人初醉著，
强抬青镜欲妆慵。

——宋·王安石《木芙蓉》

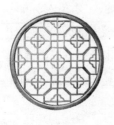

秋风摇曳芙蓉海

兰溪自古有"六山一水三分田"之称，又因地理位置优越，是"三江之汇""六水之腰""七省通衢"的水陆要冲，产业兴旺，经济十分发达。"小小金华府，大大兰溪县"是明清时期兰溪鼎盛之貌的生动写照，这其中的长青基业就有中药，也与我们此次的兰溪之旅相关。

从杭州出发，车行140千米至兰溪诸葛镇横畈村，赴一场芙蓉之约。

张仲景在《伤寒论》中言"进则救世，退则救民"，而脍炙人口的"不为良相，便为良医"可视为前者的入世解读。诸葛氏由士到商的跨界担当，奠定了兰溪七百多年中药鼎盛的基业。

兰溪有"徽州人识宝，诸葛人识草"的谚语。在诸葛镇一带，肥沃湿润而排水良好的砂壤土素有种植延胡索、白术、银杏的历史。《诸葛氏宗谱》载："壮多勉其季习举子业……晚年喜以岐黄之术寿人。"后来，诸葛氏足迹不断扩大，遍及瀫西各乡，还在兰溪城内的天福山上建了一座占地面积1158平方米的药皇庙。慢慢地，"诸葛人识草"便逐渐成了"兰溪人识草"，中草药在兰溪人的历史文化和经济社会谱系中开始占据重要地位。宋末元初以来，诸葛八卦村的传统中药业日渐兴盛，兰溪也与浙江慈溪、安徽绩溪一道合称"三溪"，称雄江南中药界。

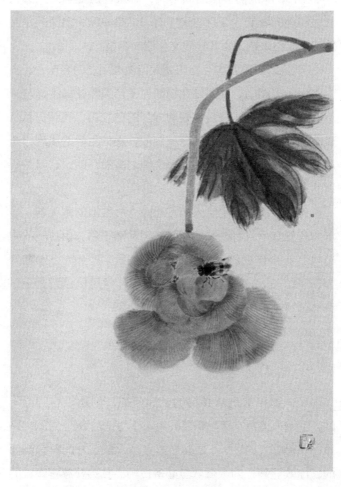

齐白石《芙蓉蜜蜂》

诸葛镇横畈村距诸葛八卦村仅1千米，种植芙蓉始于20世纪90年代初，虽时间不长，想来也是受到了八卦村从医制药的影响。况且村民中有一半是畲族，畲医药是民族瑰宝，已入选国家非物质文化遗产名录。

"秋风万里芙蓉国"是唐朝大诗人谭用之的名句，让多少人记住了湖南。此时站在横畈村千亩芙蓉花海中，与千年前的大诗人感同身受。眼前遍野的白、粉、淡红，丛丛簇簇芙蓉花在略显萧瑟的深秋绽放，那种生命的热烈，令肃杀之气褪去不少，人的心境也因之豁然开朗，这就是所谓的"情志养生"吧。

芙蓉不仅美，也可入药。横畈人所种植的木芙蓉，一年中有五六个月可以采摘树叶。树叶晒干后，由村里的中药材专业合作社统一收购，然后送往兰溪当地一家名为"天一堂"的百年药厂，用作一款市场常用抗感冒药——芙朴感冒颗粒的原料。

八卦村与本草情怀

天一堂原本是八卦村的一间药铺，创建于清同治年间，创始人诸葛棠斋是诸葛亮第47代后裔。天一堂的"诸葛行军散""卧龙丹"是其当家产品，按古方配料精制而成，疗效显著，为家藏救急必备良药。其芙朴感冒颗粒的研制还与诸葛氏重教重学的传统密不可分。

清末民初，西学东渐之风令传统中医药备受质疑与排挤。在这种情况下，浙江兰溪药业公会毅然创办了兰溪中医专门学校，开创了中医由师承教育走向课堂教育的先河，具有里程碑意义。1920年，校长诸葛超亲赴上海寻访名师，聘请中医大家张山雷为教务主任。张山雷倡导"发扬国粹，造就真才"，根据中医特点，强调"笃行"，即临床实践。任教15年间，张山雷桃李满天下，不少学生成为省内外名医，而研发芙朴感冒冲剂的名医吴士元就是张山雷弟子，吴本人也是国医大师葛琳仪的授业恩师。

在八卦村寻天一堂，要走一段狭窄的巷子，爬上几级台阶。如今，在天一堂的后花园里，还可见到拥有几百年树龄的松柏、杜仲和银杏。园内种植有数百种药材，也有梅花鹿、蛇等动物，是一个中药活标本园。园中亭台回廊古朴雅致，休憩时可一览八卦村全景。

从横畈村出来时我采了一支芙蓉，揉搓几下敷在手上，沁凉之感明显。芙蓉的花、叶均可入药，有清热解毒、消肿排脓、凉血止血的功效，外用治痈肿疮疖、乳腺炎、淋巴结炎、腮腺炎、烧烫伤、毒蛇咬伤、跌打损伤等。芙蓉花也可烧汤食用，软滑爽口，花瓣与鸡肉一道可制成芙蓉花鸡片；与竹笋同煮可制成雪霞羹；与粳米一道可煮芙蓉花粥；还可与面粉调和，放入油锅中炸，炸后与软骨煨汤等。芙蓉茎皮含纤维素39%，茎皮纤维柔韧而耐水，洁白柔韧，耐水湿，可供纺织、制绳、缆索，作麻类代用品和原料，也可造纸等用。古人还用木芙蓉鲜花捣汁为浆，染丝作帐，即为有名的"芙蓉帐"。

曾在温州泰顺见过一棵芙蓉，高近两层楼，从路的那边走来，其卓绝风姿一下撞入眼帘，周边风景瞬间退去，只留深秋里一树粉白双色花，傲然天地。

百药煎：百味中药所煎成？

文 王晓鸣

五倍结蚜五止功，
独圣酿造百药煎。
百搭良药上焦治，
口糜咳嗽效灵验。

——王晓鸣《百药煎》

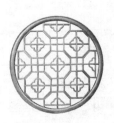

俗话说，好物共分享。

前些日子，天气忽冷忽热，我得了感冒，鼻塞、打喷嚏、喉咙痛。由于在外出差不便就医，刚好身边有桐君堂药业生产的百药煎，便随手拿了两颗，含在舌下，次日又含了两次。到第三天，除了还有点流鼻涕外，其余症状都消失了。而以往感冒，没一周时间不会好，有时还会咳嗽好一阵子。有了这段经历后，百药煎就成了我的"随身品"，嗓子不适、喉咙哑，都会含上几颗。我又把这味药介绍给周围的同事和朋友，大家都感觉挺灵验的。

百药煎，五倍子也

百药煎是何许药也？它是由五倍子与茶叶经发酵制作而成，而非想象中用多味中药煎制成的。

五倍子又名百虫仓、百药煎、棓子，这种长在盐肤木树上的药材，看上去像长在树上的犄角，是树木的叶或叶柄被蚜虫寄生而生成的一种囊状聚生物虫瘿，经烘焙干燥所得。

五倍子味酸、涩，性寒，归肺、大肠、肾经，是一味收敛药，其功效有"五止"，即止汗、止咳、止泻、止血和止脱。

《本草纲目》中收载了许多五倍子的附方，我采用最多的就是外治方：用五倍子一味药，研细末，古方称其为"独圣散"。用时水调成糊状，睡前敷于脐中，纱布覆盖，胶布固定，清晨取掉，每日一次。用于治疗小儿自汗和盗汗，也可用于小儿夜啼、慢性腹泻等，效果甚好。

百药煎，百搭药也

李时珍在《本草纲目·虫部·五倍子》中专门记载了百药煎的制作方法："用五倍子为粗末。每一斤，以真茶一两煎浓汁，入酵糟四两，擂烂拌合，器盛置糠缸中罨之，待发起如发面状即成矣。捏作饼丸，晒干用。"从上述描述可知，百药煎就是五倍子、茶叶等通过发酵做成饼状，晒干而成。

百药煎的形状为灰褐色的小方块，间有黄白色斑点，闻上去微有发酵物的气味。含在舌下，入口酸酸的，有点涩。我无意中发现，初含百药煎时，会对酸涩感不适，这时若嘬一小口水，顿觉满口甘甜。遂把这经验传授给他人，这样口含百药煎，感觉非常适口。

百药煎性平，味酸、涩、微甘，入心、肺二经。李时珍如是评价："百药煎，功与五倍子不异。但经酿造，其体轻虚，其性浮收，且味带余甘，治上焦心肺咳嗽、痰饮热渴诸病，含嘬尤为相宜。"

百药煎的应用范围广泛，是一味"百搭药"，主要功效有：一可用于诸多口腔疾病，如牙周炎、牙龈炎、口腔溃疡等；二可用于感冒、急慢性咽炎、声音嘶哑、扁桃体炎、咳嗽等；三可用于慢性胃炎、慢性泄泻……特别适合时常出差者随身携带，如遇不适，随时含服，小恙即愈。

百药煎属发酵类中药。发酵类中药是在中药炮制时采用了现代微生物发酵技术，以提高中药药效，彻底解除药物有害毒性，使"苦口良药"的口味转好。据报道，发酵中药相比传统中药药效要提高4～28倍。

中药饮片中还有六神曲、红曲、半夏曲、淡豆豉等，均属发酵类中药。在中医药传承与创新受到普遍重视的今天，发酵类中药值得好好传承和开发。

红曲·六神曲：本草发酵之典范

文 樊多多

六月调神曲，
正朝汲美泉。
从来作春酒，
未省不经年。
——唐·王绩《看酿酒》

在人类历史进程中，稻米、小麦是人们赖以为生的主要食物来源，而以这些粮食为原料酿制的酒曲，则成为生活中不可或缺的一部分。人们在日常的农作和生活中发现，以米为载体可制作酒曲，酒曲又能入药使用，逐渐形成了独特的发酵中药。

发酵中药是时间的艺术。让我们一起来品味红曲和六神曲，感受本草的另一种美。

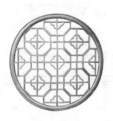

红　曲

　　到桐庐的畲山畲族乡，一定会喝到红曲酒，吃到红曲烧肉。以红曲入饮、入馔，是人们认识这味中药材最接地气的方式。

　　红曲在我国已有两千多年药食两用的历史。《初学记》载，建安七子之一的王粲在《七释》中说："西旅游梁，御宿素粲，瓜州红曲，参糅相半，软滑膏润，入口流散。"透过诗文，可以猜想他吃到的是美味的红曲饭，可见红曲已在汉朝民间普及。五代宋初陶谷撰写的《清异录》中有"酒骨糟"的记录："孟蜀尚食，掌《食典》一百卷，有赐绯羊，其法：以红曲煮肉，紧卷石镇，深入酒骨淹透，切如纸薄乃进（注：酒骨即酒糟）。"用红曲煮肉再放入酒糟腌制，可见这道菜的灵魂就在于红曲。

　　从古代诗词中我们可以看到更多有关红曲的记载。南宋胡仔的《苕溪渔隐丛话》中有"江南人家造红酒，色味两绝"；苏轼则在诗中写道："剩与故人寻土物，腊糟红曲寄驼蹄。"

　　红曲可食用，在民间被广泛用作食品和天然色素，红色的酱豆腐，还有烤鸭诱人的红色中都有红曲。红曲的制作也是一个匠心炮制的历程。

　　古法制作红曲选用的是籼米，以蒸饭为起始，以晒干为终点，其间要经历六七天。在开始之前还需两天时间，

道地药材都是宝 ｜ 145

把米淘洗干净，再浸泡一晚，次日才能上锅蒸。米饭的蒸制十分讲究火候，要蒸得恰到好处。时间短了，芯子太硬，容不下菌种寄生。

待到饭蒸好后，便与曲母一起拌匀，进行晾晒，其间要时常观察曲米温度。这是技术活儿，得守着。温湿度不够了，要喷水拌曲。如此反复三天，就可以晒干出曲了。做好的红曲米粒表面呈紫红色。然而晾干并不是发酵的终点。在保存的过程中，菌会继续发酵，最终使红曲米中残余的白心红透，所以民间有"陈年红曲米比新货好"的说法。

每年农历十月，桐庐莪山的畲民会用自制的红曲酿酒。他们认为，这个月酿出来的红曲酒最为好喝。莪山畲民由温州迁移而来，因此制曲技法与浙江省级非物质文化遗产乌衣红曲一脉相承，就连使用的曲母"红"，也要使用温州老家的。

除了可以增色添味，红曲本身也确有药用功效。

《中药大辞典》将红曲的主要药效归纳为"活血化瘀，健脾消食，治产后恶露不净，瘀滞腹痛，食积饱胀，赤白下痢及跌打损伤"。

"人之水谷入于胃，受中焦湿热熏蒸，游溢精气，日化为红，散布脏腑经络，是为营血，此造化自然之微妙也。造红曲者，以白米饭受湿热郁蒸变而为红，即成真色，久亦不渝，此乃人窥造化之巧者也。故红曲有治脾胃营血之功，得同气相求之理。"李时珍将红曲制法比拟为身体化食物为水谷精微的过程，得出红曲对脾胃营血有良好功效的结论。

全球热播的《本草中国》第一集里就有红曲，片中出现的制曲老人是桐庐当地桐君堂药厂的老药工。在桐君中医药文化博物馆里，还展示有古法炮制红曲的微缩景观。

六神曲

六神曲是发酵中药的代表之一，也是浙江桐君堂中药饮片有限公司的当家产品。明末清初名医汪昂在《本草备要》中指出："以五月五日、六月六日，用白面百斤，赤豆末、杏仁泥、青蒿、苍耳、红蓼汁各三升，以配青龙、白虎、朱雀、玄武、螣蛇、勾陈六神，通和作饼，生黄衣，晒收。陈者良。炒用。"古法六神曲由白面、青蒿、赤小豆、杏仁、苍耳、野蓼六种药物组成，而桐君堂所制六神曲既依古法，亦有创新。

药祖圣地桐庐，富春江两岸青山苍翠，江水清澈，气候宜人，其独特的自然生态环境，造就了丰富的植物资源。江畔肥沃的土地正是青蒿、辣蓼、苍耳草等药用植物的乐土，初夏至秋冬随处可以见到它们的身影。

桐君堂所产六神曲的鲜料就来自这美丽富饶的富春江畔。通过精选优良菌种，严格控制温湿度，经过充足发酵，成品的六神曲呈扁平小方块状，表面粗糙，有灰黄色的菌落斑纹，质坚实，断面粗糙，气特异。业内认为其外观性状与内在质量稳定优良，安全且临床价值高。

作为健胃消食要药，六神曲自古以来就被临床使用，尤其对米面的消食效果好。其性温，味甘、辛，归脾、胃经。主要功效为消食调中，用于饮食停滞、胸痞腹胀、呕吐泻痢、小儿腹大坚积等症，具有健脾和中的功效。中药饮片细分为六神曲、炒六神曲、麸炒六神曲、焦六神曲和六神曲炭几种炮制用药规格。焦六神曲常配伍焦山楂、焦麦芽，俗称"焦三仙"。不同的炮制品功效不同：生六神曲健脾开胃，并有发散作用，多用于治疗感冒食滞；麸炒六神曲以醒脾和胃为主，多用于脾困纳呆、饮食积滞、肠鸣泻泻等；焦六神曲消食化积力强，用于治食积泻泻。

中华人民共和国成立后，六神曲以不同形式收载于《中国药典》《卫生部部颁药品标准》或各地《中药炮制规范》中，但由于各地制作和使用习惯不同，各有取舍。2015年颁布的《浙江省中药炮制规范》中收载的六神曲，其制作方法是根据浙江历史传统而定的。

2019年，浙江省中医药学会、浙江省中药饮片产业协会联合评出十大中药饮片类"浙产名药"，浙江桐君堂中药饮片有限公司炮制的六神曲位列其中。

食凉茶：畲药保健茶

文 樊多多

浙江人杰地灵，既是国内知名的茶叶原产地，又是重要的道地药材产地。茶，可品饮，可食用，更具药用价值。

天下名山，必产灵草。
江南地暖，故独宜茶。
——明·许次纾《茶疏》

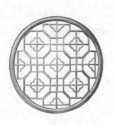

在一道菜肴里遇见畲药

浙江省丽水市有个景宁畲族自治县，那里的畲族人民不仅能歌善舞，还在长期生活中总结出了一套治病、保健、养生的医药经验，这是智慧的结晶，也是健康生活的保障。其中有一味食凉茶，是人们日常保健、预防疾病的好药、好茶。

初识食凉茶缘于一道药膳。2021年"浙江十大药膳评选"活动中，丽水市中医院的"荷莲养生鸭"榜上有名，其选用的药材除知名的处州白莲外，还有食凉茶。听名字大概能猜出这味茶有清热的功效，实际也确实如此。食凉茶又名食凉餐、食凉青、食凉昌、石梁撑，具有祛风解表、清热解毒、理气健脾、消导止泻的功效，是畲民十大常用药之一，被称为"畲药第一味"。

那么食凉茶究竟是什么茶呢？其实，它与一种植物密切相关，这种植物不仅芳香，还十分美丽。

10月的山间，有一种带叶开花的蜡梅悄然绽放。她像秋天的百灵，只要你遇到她，便知晓季节的节奏。浓郁的芳香会带你发现她的倩影，那些开在枝叶间的鹅黄色花朵，既娇嫩又婀娜。她是蜡梅，却又不同于别的蜡梅。花朵与绿叶和秋风共舞，兼具莲的清雅和梅的孤高，这就是制作食凉茶的本草——柳叶蜡梅。

香风茶里祈安康

每一种本草背后都有人的故事，柳叶蜡梅也是如此。

安徽齐云山是道教圣地，早在唐乾元年间（758—760年），道士龚栖霞便隐于天门岩下，开创了齐云山道教的历史。南宋宝庆年间（1225—1227年），道士余道元创建佑圣真武祠，供奉真武大帝。明初以来，齐云山的香客众多，香火旺盛，在十里长岭上遇见道人稀松平常。登齐云山时出汗受凉极为常见，劳累时在路边小店休憩，店家多半是正一派道人所开，常会为疲乏的客人沏上一杯清香扑鼻的柳叶蜡梅香茶。这茶碧绿芳香，入口甘醇，具有祛风解表的疗效，香客便称柳叶蜡梅为"香风茶""伤风茶"，视为道家"仙草"。时至今日，在齐云山的月华街，仍可见当地百姓制作的柳叶蜡梅茶叶。

而生长在浙西、浙南的柳叶蜡梅，多居于深山老林，分布在海拔500～800米的高处。在丽水农村，人们饮食过度、吃食油腻、胃胀腹泻时，都会想到用柳叶蜡梅制成的食凉茶，这是丽水家喻户晓的感冒、消食、止泻良药。

食凉茶系畲族土话音译而来，伴随畲民生活代代传承，也是松阳端午茶的重要组成药材。在植物学里，食凉茶是指蜡梅科植物柳叶蜡梅的干燥茎叶。这种神奇的药材与我们常见的观赏植物蜡梅是同族亲兄弟，其加工工艺主要为鲜叶采摘、运输、鲜叶加工，制成的食凉茶条索细紧，卷曲成螺，色泽绿润，冲泡后汤色嫩绿明亮，香高持久，滋味甘醇。

在松阳县大东坝镇灯塔村，100多亩标准化示范种植基地郁郁葱葱。山间的灵草——柳叶蜡梅来到人间，被广泛种植，通过育苗、扦插的方式大面积繁育。聪明伶俐的畲族姑娘身着民族服饰，似五彩祥云飘舞在一片浓绿之中，分外夺目。她们灵巧的双手在枝叶间翻飞，采摘下的叶片和嫩芽就是制作食凉茶的原料。

食凉茶以食为补，依法而制，其作为传统畲族医药的精粹正飞进更多寻常百姓家。

药食同源为上品

阿胶：进补好药

文 宋捷民

铅华洗尽依丰盈，
雨落荷叶珠难停。
暗服阿胶不肯道，
却说生来为君容。

——唐·肖行澡《全唐诗·宫词补遗》

冬天到了，许多医疗机构陆续推出"冬令膏方"。膏方常用的胶类有多种，如阿胶、龟板胶、鳖甲胶、鹿角胶等。今天我们谈谈使用最多的阿胶。

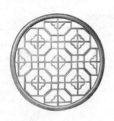

阿胶历史

阿胶入药历史悠久，在我国已有两千多年的历史。阿胶最早载于《神农本草经》，亦称为"傅致胶"，因为古代的"制"与"致"互为通假字，所以有傅制胶之意。传说汉朝山东傅氏两兄弟为将军，负责后勤辎重供应。有一年荒年大灾，粮食颗粒无收，饿死了很多人。傅氏两兄弟开仓，将粗制牛皮用水泡发煮胶给老百姓吃，救了大量灾民。哥哥因此触犯军法被杀，弟弟转入佛门。而当年吃了胶的很多妇女，有的月经病好了，有的原来生不出小孩的也生了，于是更多人求助于傅和尚。傅和尚遂选牛皮，用阿井水熬胶，民间把阿胶称为"傅致胶"。

从汉朝到唐朝阿胶用的大多是牛皮，一直到宋朝，才改用驴皮熬胶。明朝医药学家李时珍在《本草纲目》卷五十中总结道："大抵古方所用多牛皮，后世乃贵驴皮。"

庆余阿胶

浙江胡庆余堂产的阿胶十分有名。胡雪岩先生在杭州涌金门买地建胶厂，创办了"胡庆余堂国药号第一胶务处"，专门生产阿胶（当时称为"驴皮胶"）。

庆余阿胶选用山西黑驴皮熬制，并使用西湖淡水漂洗驴皮。西湖水原本是群山汇聚之天然泉水，水质甘醇性凉，是生产驴皮胶的理想净水。当时江南一带的阿胶几乎都是从北方进货，所以胡庆余堂自办胶厂反响极大。胡雪岩在胶厂沿街的大墙上，用黑漆书写了一副对联："杜煎虎鹿龟驴仙胶，秘制胡氏辟瘟灵丹。"这个杜煎的"杜"字，就是指各类胶剂都是胡庆余堂自己煎制的。胡庆余堂还特地订制了一批"灰柜"，专门贮藏胶剂。做工精致的木格柜子，一层搁阿胶一层放石灰，让阿胶在"灰柜"里"炝"上三年。此阿胶退火性平，服后不上火生疮，待到上柜出售时，一块块驴皮胶像麻将牌一样，有棱有角，精气十足。

由于在制作工艺上坚守八道工序，庆余阿胶在江南一带声名鹊起。胡庆余堂的老一辈药工都记得：从前孕妇胎动不安，先兆流产，眼看小孩难保时，大人急寻郎中，郎中便要家属速去寻找存放五六年以上的陈胶。每当这时，胡庆余堂的门前，就会出现匆匆来买阿胶的身影。而那些平素有备无患的家庭，就会撬开地板，拆了墙头（以前的杭州人，为避免家藏陈胶被亲朋好友讨走，干脆就砌到墙头里），取出存放了十几年的阿胶，治病救人。

俗话说："人参要新，阿胶要陈。"《中药大词典》说："真阿胶烊化后，气清香，有麻油气，汁色黄白色，稠而不黏腻，味甘微咸，其原块在五六十年内者，苍翠色，质尚坚；五六十年以上者，色转黄而质松脆，更佳。肺痨服之，殊有奇功。"

1958年，全国阿胶大赛在无锡举办，胡庆余堂阿胶凭借油头突出、猛拍不裂、炝化无味、胶水明净、黏度上佳的品质力压同仁堂和山东东阿，夺得魁首。2018年，胡庆余堂阿胶荣获"2018年阿胶十大品牌"称号。2019年，胡庆余堂阿胶获评"2019年度最具市场竞争力滋补用药新锐品种"。

补血要药

《神农本草经》较为准确地记载了阿胶的主治范围，并将之列为上品，其谓阿胶："主心腹，内崩，劳极，洒洒如疟状，腰腹痛，四肢酸疼，女子下血，安胎，久服轻身益气。"其后，唐朝《药性论》言其"主坚筋骨，益气止痢"。《日华子诸家本草》记载阿胶用于"治一切风，并鼻洪、吐血、肠风、血痢及崩中带下"。《本草纲目》则指出其治"水气浮肿，虚劳咳嗽喘急，肺痿唾脓血，及痈疽肿毒"。此后，又逐渐总结出阿胶补血、止血、滋阴、润肺等功效。

阿胶的主要应用如下：

治血虚诸证

血虚证见面色萎黄无华、指甲苍白、头晕眼花等症。阿胶是良好的补血药，成无己认为："阴不足者，补之以味，阿胶之甘，以补阴血。"对于血虚诸证，阿胶常作为主药使用，单用一味即有效果，临床上还与熟地、当归、人参、党参、黄芪等补血益气之品同用。

中医认为气能生血，气盛则生血功能自强，气虚则生血功能自弱。在临床上，血虚证、气血两虚证的治疗，常用阿胶等补血药，配以益气之品，以增强补血之功。《全国中成药产品集》中的阿胶补血膏、参芪阿胶胶囊、人参阿胶膏、复方阿胶浆，《全国中成药产品目录》中的阿胶益寿晶、阿胶维他晶、阿胶滋补晶、驴胶补血冲剂等，均用阿胶与党参、黄芪、核桃等同用治之。目前临床上多用于营养不良、神经衰弱、血小板减少、白细胞减少、贫血等的治疗。

阿胶能大补阴血，使阴血得生，心动则安，脉结代自复。在使用时，常与益气温阳之品同用，共奏滋阴养血、温阳复脉之功。如《全国中成药产品目录》中的复脉汤冲剂，用阿胶与人参、麦冬合用以益气滋阴、补血复脉，治疗气血不足、心悸怔忡、脉结代等证者。

治出血诸证

阿胶历代皆作为止血常用药：《神农本草经》中用治"女子下血"；《日华子诸家本草》用治"鼻洪、吐血……血痢"；《本草纲目》中除以上出血证外，还用治"血淋"。汉朝张仲景所著《金匮要略》中，胶艾汤、白头翁加甘草阿胶汤均用阿胶止血。因其止血作用较为缓和，故对各种慢性出血有一定效果，然最适用于出血而兼见阴虚、血虚者。

治肺阴虚燥咳

阿胶滋阴润肺，常配牛蒡子、杏仁等同用，治疗肺热阴虚、燥咳痰少、咽喉干燥、痰中带血，如补肺阿胶汤（《小儿药证直诀》）；也可与桑叶、杏仁、麦冬等同用，治疗燥邪伤肺、干咳无痰、心烦口渴、鼻燥咽干等，如清燥救肺汤（《医门法律》）。

治热病伤阴之心烦失眠及阴虚风动、手足瘈疭等

阿胶养阴以滋肾水，常与黄连、白芍等同用，治疗热病伤阴、肾水亏而心火亢、心烦不得眠，如黄连阿胶汤（《伤寒论》）。也可与龟甲、鸡子黄等养液息风药同用，用于治疗温热病后期，真阴欲竭，阴虚风动，手足瘈疭，如大、小定风珠（《温病条辨》）。

治滑胎、胎漏及胎动不安

《本草纲目》用"阿胶（炒熟）、艾叶各二两，葱白一升，水四升煮一升。分服"，用于孕妇安胎。《妇人大全良方》中的阿胶散，用阿胶与艾叶、熟地、白芍、当归、黄芪合用，治胎动不安者。《千金要方》中的胶艾酒，用阿胶与艾叶、川芎、芍药等合用，治妊娠顿仆失踞、胎动不安者。

阿胶的品质以色泽乌黑、断面光亮、质脆味甘、无腥气者为佳，可直接烊化或炒成珠用。其用法用量为：一般用开水或黄酒化服，5～15克。入汤剂宜烊化兑服；止血常用阿胶珠，或用蒲黄炒；润肺常用蛤粉炒阿胶。

　　使用时要注意，阿胶性黏腻，有碍消化，脾虚胃弱便溏者慎用。

　　现代研究显示，阿胶的化学成分主要为胶原及其部分水解产生的多种氨基酸，如赖氨酸、精氨酸、组氨酸、胱氨酸、色氨酸、羟脯氨酸、天门冬氨酸，并含钙、铁等金属元素。

　　综上所述，阿胶不失为一味养身进补的好药。

栀子：人间诚未多

文 王晓鸣

栀子比众木，人间诚未多。
于身色有用，与道气伤和。
红取风霜实，青看雨露柯。
无情移得汝，贵在映江波。

——唐·杜甫《栀子》

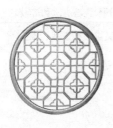

唐朝诗人杜甫在《栀子》一诗中对其的赞赏，可谓入木三分。栀子可以提取黄色染料，又可入药理气治病。栀子可赏可染可药可食，与其他植物相比，确是"人间诚未多"。

栀子花的花语是"喜悦"，也有人说是"永恒的爱与约定"，是美的寄托。笔者认为，只要有一颗善于发现"美"的心，生活中就会充满喜悦。对浙江本草的调研，就是宣传浙江道地药材的文化内涵，发现浙江盛产的多种中草药之"美"。

浙南及闽北是我国四大黄栀子产区之一。近年来，温州的黄栀子种植不断升温，已居当地所有中药材种植面积之首。栀子除了可供观赏外，成熟的果实还可入药。目前栀子产业已从传统的种植发展到深加工，并已成功从栀子果实中提取到天然植物食用色素，用来制作果茶、栀子花茶，还有栀子花精油、黄栀子油等。

栀子花香，可赏可染

寻常人认识栀子，都是从栀子花开始的。每到夏至时节，栀子花纷纷绽开，花瓣美白如玉，香味沁人心脾。人见人爱的栀子是庭院中优良的美化植物，亦可作盆栽和盆景。

栀子中含有天然的色素，在古代，栀子是应用最广的黄色染料的原料。《汉官仪》中记载："染园出栀、茜，供染御服。"说明当时皇帝御用服装染色用的就是栀子。目前在制作食品时，也常用栀子黄色素，可使食品呈透明柠檬色，如调制水果糖、饼干、蛋卷等，还可用于凉拌冷菜、制作冷饮，色泽自然。

栀子还是我国著名的香花，常用于高档的香水或化妆品用香精中。栀子精油可用于多种香型的化妆品，如润发油、膏霜类化妆品和唇膏等。随着社会文明的发展，栀子花精油提取有着越来越重要的经济价值。

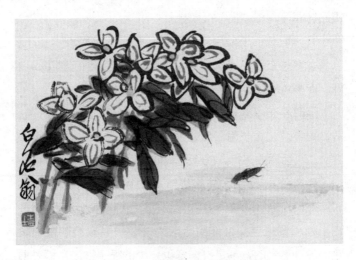

齐白石《蝼蝈栀子花》

果实入药，清热退黄

栀子是茜草科植物栀子的果实，属原卫生部颁布的第一批药食两用资源。性味苦寒，归心、肺、三焦经，功效为泻火除烦、清热利湿、凉血解毒，用于治疗热病心烦、湿热黄疸、淋证涩痛、血热吐衄、目赤肿痛、火毒疮疡、扭挫伤痛等。

最早记载栀子药用功效的是《神农本草经》："栀子，味苦，寒，主五内邪气，胃中热气，面赤；酒疱齄鼻，白癞，赤癞，疮疡。"

李时珍在《本草纲目》中对栀子描述如下："气味苦，寒，无毒。""栀子泻三焦之火，及痞块中火邪，最清胃脘之血。其性屈曲下行，能降火从小便中泄去。"

清末名医周岩在《本草思辨录》中这样评价栀子："独取其秉肃降之气以敷条达之用，善治心烦与黄胆耳。"栀子将肃降和调达这两种作用合二为一，故具有清解郁热之性。最具盛名的方剂是《伤寒论》中的栀子豉汤和栀子柏皮汤：栀子豉汤用来治疗发汗吐下后，虚烦不得眠，心中懊恼；栀子柏皮汤则是治疗黄疸的经典方剂。

栀子还可外用，浙江民间称其为"吊筋药"。用生栀子研末，与面粉、白酒和匀调敷，专治跌打损伤，功在活络舒筋。浙江省中医院院内制剂"散瘀膏"就是以生栀子为主配制的。

药食同源，美味佳肴

久闻栀子花除观赏外还可食用，但从未有机会尝试。前几年，去温州文成走访外南中草药种植合作社，了解栀子的种植情况时，借机向合作社负责人雷衍开讨教了栀子花的食用方法。"栀子花当然可以吃，很好吃的。我的冷库里还冻了些栀子花，给你们尝尝。"雷说罢便从冷库中取出一大包栀子花给我们，并传授了几道烹饪之法。后来我留意到，夏天在浙江山区的一些农贸市场，常常可见卖栀子花的。当地老百姓买回去用来烹调菜肴，凉拌、炒蛋、煮汤不一而足，言其性凉，"上火"者常常使用。

在介绍栀子花的食用方法前，还是要提醒诸位食客，毕竟本品性寒，不宜久服，脾胃虚寒者慎用。

栀子花蛋汤：栀子花250克，鸡蛋3枚，高汤、葱花、姜丝各适量。栀子花放入沸水中稍焯，然后切成小片状；鸡蛋磕入碗中，打匀；锅中加入高汤适量，烧开；放入栀子花，滑入鸡蛋，用筷子扒散；撒上葱花、姜丝、适量食盐即可。此菜清香滑爽，具有清热养胃、宽肠利气的功效。

栀子花炒蛋：栀子花200克，鸡蛋3枚，葱花、姜丝各适量。栀子花放入沸水中稍焯，切成碎末。鸡蛋磕入碗中，打匀，将栀子花撒入蛋液中搅拌均匀。锅中加油烧至八成热，倒入栀子蛋花炒熟，撒上葱段、姜丝和食盐炒匀即可。此菜清香滑嫩，具有清热养胃的功效。

凉拌栀子花：栀子花500克，蒜末、姜末各适量。将栀子花放入沸水中煮沸，捞出沥水晾开，切碎，撒上蒜末、姜末，浇入麻油、醋，酌放食盐、糖，搅拌均匀即可。此菜凉爽鲜嫩，具有清热解毒、化痰止咳的功效。

栀子花瘦肉汤：栀子花150克，猪瘦肉100克，榨菜丝30克，葱花、姜丝各适量。栀子花稍焯，沥干，猪肉切丝。锅中加水煮沸后，投入栀子花、猪瘦肉、榨菜丝再煮，至猪肉漂起，撇去浮沫，加葱花、姜丝及其他佐料盛入汤碗中。此汤鲜香清爽，具有养胃利肠的功效。

栀子蜂蜜汤：新鲜栀子花150克，蜂蜜少许，加水煎汤服。本方源于《滇南本草》，栀子花清泻肺热，蜂蜜润肺燥，用于肺热或肺部燥热咳嗽者。

夏季到了，各位食客不妨试试。在家庭餐桌上，又可多几道清凉美味佳肴。

薏苡仁：玉粒照座光

文 王晓鸣

初游唐安饭薏米，炊成不减雕胡美。
大如芡实白如玉，滑欲流匙香满屋。
腹腴项脔不入盘，况复餐酪夸甘酸。
东归思之未易得，每以问人人不识。

——宋·陆游《薏苡》

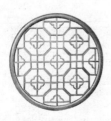

薏苡仁，又名薏米、米仁、苡米、苡仁、起实、薏珠子等。据《本草纲目》记载，薏苡仁有两种：一种粘牙，尖而壳薄，即薏苡，其米呈白色，似糯米，可作粥饭及磨面食，亦可同米酿酒；一种为圆而壳厚坚硬者，即菩提子，其米少，可作念经数珠。本文中的薏苡仁指的是前者。

薏苡仁作为一味中药材，早在《神农本草经》中就有记载并位列上品："薏苡仁，味甘，微寒。主筋急拘挛，不可屈伸，风湿痹，下气。久服轻身益气。"薏苡仁性凉味甘、淡，归脾、胃、肺经，具有利水消肿、健脾去湿、舒筋除痹、清热排脓等功效，是常用的利水渗湿药。

薏苡仁在浙江丽水地区有着悠久的栽培史，尤以缙云所产薏苡仁质量最为上乘。

"薏苡明珠"

《后汉书·卷二十四·马援列传》中记载了"薏苡明珠"的典故。马援，扶风茂陵（今陕西咸阳兴平市东北）人，著名军事家，东汉开国功臣之一。

有一年，马援领兵南征交趾，那里瘴气较重，军中士卒病者甚多。当地民间有用薏苡治瘴之法，故常食薏苡仁以驱瘴气。由于南方的薏苡仁果实大，马援在凯旋时带回了一车薏米，想用来种植。回到京城后，人们以为马援带回的是南方的奇珍异宝，但由于马援战绩显赫，正受刘秀宠信，所以无人敢奏。待到马援死后，有人上书说马援曾搜刮了一车珍珠宝贝运回。刘秀震怒。马援妻儿惶恐畏惧，不敢把其灵柩运回祖坟安葬，仅草草埋葬了事，亲朋故友也不敢前去吊唁。嗣后，马援家人先后六次上书皇帝，申诉冤情，前任云阳令朱勃也上书为马援鸣不平，刘秀这才下旨安葬马援。

这一历史事件被称为"薏苡之谤"，而"薏苡明珠"这个成语也被用来比喻无端受人诽谤而蒙冤。后代许多政治家、文学家提及薏苡仁，都会联想到马援蒙冤的典故。

薏苡粥的生活

从营养学角度讲，薏苡仁不仅具有丰富的蛋白质，而且富含 B 族维生素、钙、铁、膳食纤维等，是一种营养均衡的谷物。中药学认为，薏苡仁具有健脾除湿的功能。现代研究表明，薏苡仁还具有美容和辅助抗肿瘤的功用。所以，薏苡仁得到了越来越多人的青睐。特别是湿热体质者，若在暑湿季节，每日食用 15～30 克的薏苡仁，确实可以起到保健养生的作用。

南宋长寿诗人陆游认为，最简单的养生法就是喝粥。本文开头陆游所写的《薏苡》诗，便赞美了薏苡仁粥，把该粥的"白如玉""香满屋"描写得非常生动，同时也感叹其不为人识之无奈。为何陆游对薏苡仁粥情有独钟呢？大抵是看中了它健脾利湿、轻身延年的功效吧。

英雄所见略同。李时珍在《本草纲目》中也赞赏薏苡仁粥："薏苡仁为末，同粳米煮粥，日日食之，良。"张锡纯的《医学衷中参西录》有"珠玉二宝粥"的记载：取生山药 60 克、生薏米 60 克、柿霜饼 24 克制成粥，治脾肺阴分亏损、饮食懒进、虚热劳嗽，并治一切阴虚之证。

国医大师何任生前就时常炖薏苡仁粥吃，他说，薏苡仁是个好东西，要经常吃。其主要有两个好处：一是抗肿瘤，二是养颜美容。他的吃法是，用炖锅把薏苡仁煮烂，每天早上空腹吃一碗，有时会兑上牛奶一起吃。何老身患肿瘤几十年，享年九十多岁，也算是奇迹了，这与他常年食用薏苡仁有很大关系。

我也喜欢吃薏苡仁粥。将薏苡仁1份、粳米2份一起煮成粥。若是湿热体质，或祛湿为主，可将薏苡仁1份与粳米1份同煮成粥。脾虚便溏者，薏苡仁需炒熟后再煮粥。炒过的薏苡仁，健脾效果更好，并减少其寒凉药性。也可以用薏苡仁、红枣、白扁豆、莲子肉、山药、桂圆肉、糯米等适量，洗净后一同放入砂锅，加适量清水，大火煮沸，小火熬煮成粥，即成薏苡仁八宝粥。

如果你不习惯吃粥，也没关系，可以做薏米红枣浆：薏苡仁、红枣各等份，红枣去核，一起放入豆浆机内，磨煮成浆，即可食用。也可以根据自身体质和口味偏好来调配食物成分。

薏苡仁的食用方法还有很多，如将炒熟的薏苡仁磨成粉，加开水调成米糊吃；还有煲排骨薏苡仁汤、鲫鱼薏苡仁汤等。让薏苡仁尽快走进你的生活吧。

北宋诗人苏轼也写过关于薏苡仁的诗句："今吾独何者，玉粒照座光。"这是诗人对薏苡仁的美誉，本文就以"玉粒照座光"为篇名吧。

温山药：一杯山药进琼糜

文 / 王晓鸣

腐儒碌碌叹无奇，独喜遗编不我欺。

白发无情侵老境，青灯有味似儿时。

高梧策策传寒意，叠鼓冬冬迫睡期。

秋夜渐长饥作祟，一杯山药进琼糜。

——宋·陆游

《秋夜读书每以二鼓尽为节》

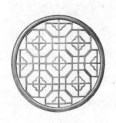

在唐宋诸多诗词名家中，陆游是比较重视养生的，其作品中不乏中医食疗的内容。陆游这首诗是写秋夜读书吃夜宵之事：夜间读书饥饿来袭，吃一杯山药煮成的粥，味美如琼浆。在诗人笔下，山药除充饥之外，还带来了味蕾的享受。

温山药为薯蓣科植物参薯的干燥根茎，与同属植物薯蓣的干燥根茎同作为山药使用。性平，味甘，入肺、脾、肾经，具有补脾胃、益肺肾的功效，用于脾虚食少、久泻不止、肺虚喘咳、肾虚遗精、带下、尿频、虚热消渴等。

红枫古道识山药

　　我国是山药的故乡，其早在周朝时就有种植，那时叫"薯蓣"。据《本草纲目》记载：因避唐代宗名"豫"讳，改薯蓣为薯药。宋朝时，又因宋英宗名"曙"，改薯药为山药，才有了现在之名。受李时珍影响，这种说法流传甚广。但其实山药的名称由来已久，孙思邈在《备急千金药方》中指出："薯蓣生于山者名山药，秦楚之间名玉延。""薯蓣"和"山药"这两个名称在历史上是长期并存的。直到现在，山药还有不少别名，如玉延、山芋、山遇、山蓣、淮山药、土薯、山薯等。

　　记得小时候，奶奶经常做山药给我们吃，煮粥、清炒，特别是蒸熟后蘸着糖吃，真是美味佳肴。那时，杭州鲜有山药卖，可算是稀罕物。现在吃山药的人多了，杭城超市、菜市场都有山药卖，但质量参差不齐。一般人都认为河南的铁棍山药最好，价格也贵些。但是，铁棍山药细细的，削皮有点麻烦，我还是喜欢粗壮的山药。一次偶然的机会，让我知道了被称为"糯米山药"的温山药。

　　一年深秋，我出差至温州文成，来到著名的红枫古道——松龙岭。古道历经数百年仍保存完好，沿途集中了多种文物遗存，透着了各个时代的历史气息。古道与红枫相映，沧桑中透着秋意浪漫。我们一行人沿古道拾级而上，在半山腰见一位妇人在售卖山货，我便驻足察看："咦，这是什么呀？"只见有一个块根样植物，足足有2~3千克重。"是山药"，妇人答道。这么粗壮的山药，状如炮弹，真是不识山药真面目，只缘身在此山中。

这种像炮弹的山药，在文成被称为"糯米山药"。我带了三根山药回家，按当地人的建议，逐根用废报纸卷起来，这样放置时间长，不易烂。

冬主收藏，重在养肾，冬天进补吃点山药再合适不过了。吃的时候切一段，清蒸、煲汤、做羹、小炒均可。温山药粉中带糯，香里夹甜，比铁棍山药口感更好，对于我这个懒人来说，除皮处理也更为方便。

我可不是在替温山药做广告，亲身尝试了，才有发言权。

山药补虚列上品

《神农本草经》是我国现存最早的药物学著作，为东汉以前众多医药学家的经验总结。在《神农本草经》中，山药已作为"上品"收录。"上品"主要是指具有补养兼治疗作用的药物，必须是对人体有益无毒的。《本草经读》释意说："凡上品之药，法宜久服，多则终身，少则数年，与五谷之养人相佐，以臻寿考。"

《神农本草经》里记载："薯蓣，味甘，温。补虚羸，除寒热邪气。补中，益气力，长肌肉。久服耳目聪明，轻身，不饥，延年。"后世众多医家都论述过山药良好的补益作用，其在众多经典方剂中也频频亮相，如参苓白术散、肾气丸、六味地黄丸、固精丸、完带汤、缩泉丸等名方。

医圣张仲景极擅用山药补虚，在《金匮要略》中说道："虚劳诸不足，风气百疾，薯蓣丸主之。"薯蓣丸是以山药为主药的补虚方剂，用于气血两虚、脾肺不足所致虚劳证，以及胃脘痛、痹症、闭经、月经不调等症。张仲景创制的"金匮肾气丸"也把山药作为重要的组成成分。

张锡纯是清末民初著名医家，有人统计过，在其所著的《医学衷中参西录》中，治疗内科病症的141个方子中采用山药的就有49个，如治阴虚劳热方"一味薯蓣饮"、治喘息方"薯蓣纳气汤"、治呕吐方"薯蓣半夏粥"、治泄泻方"薯蓣粥"和"薯蓣鸡子黄粥"、治消渴方"玉液汤"、治女科方"滋生通脉汤"等。他认为，"山药之性，能滋阴又利湿；既滑润又收涩。是以能补肺、补肾兼补脾胃""在滋补药中诚为无上之品""宜多服常服"，可见对山药推崇备至。

山药在《神农本草经》中被列为上品，作为补虚药被众多医家所青睐。药用食用两相宜之山药，如今已走入寻常人家。秋冬季节喝碗山药煮成的粥，亲身体验下陆游笔下"一杯山药进琼糜"的心境吧！

佛手：闻香识本草

文 樊多多

指竖禅师悟，拳开法嗣迷。

疑将洒甘露，似欲揽伽梨。

色现黄金界，香分肉麝脐。

愿从灵运后，接引证菩提。

——明·多炡《咏宗良兄斋头佛手柑》

多炡是中国画一代宗师八大山人的曾祖父，明皇室后裔。这首五言绝句所题咏的正是一种外形十分有趣的本草——佛手。

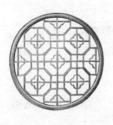

香分佛果，沁人心脾

国人对香氛的眷恋不似西方人对香水的崇尚，而是更看重道法自然，以自然花果作为瓶花或篮花主角，放置室内增添气氛，或为案头清供，是文人雅士的闲雅生活方式。

宋朝以来及至明清，摆果闻香成为人们"识香"的新体验，并逐渐风行。一种色泽金黄、果如纤纤玉指、馨香迷人的小物占据了官宦富贵人家的案头，成为屋内摆设的主角，甚至能与颜真卿的书法同列而居，这就是产自江南的佛手。

佛手，柑橘属，生长于温暖湿润的地区，因含有挥发性柠檬烯而发出持久馨香。佛手初生为青绿色，成熟为金黄色，同时会从果实中上部开裂，直至尾端，分裂如掌指，恰如佛祖之手，似可指点迷津，这也是佛手之名的由来。

我们从明清时的古画和馆藏艺术珍品中常能见到佛手身影，比如浆胎青花三多纹瓶（清·雍正）、《佛手葡萄图》（清·任薰）、《宫妃话宠图》（清·丁观鹏）等。画中的佛手多摆放于清雅精致的器皿或编织篮中，其色赏心悦目，其香沁人心脾，令人身心愉悦，怡情养性。也难怪北宋大文豪苏轼在杭州当官时，也要任性地跑到金华山去亲眼看看仰慕已久的金佛手呢。

在传统文化里，由于佛手与"福寿"谐音，所以常被

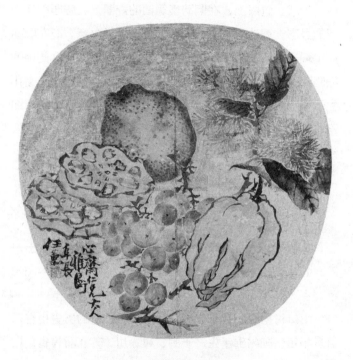

清·任薰《佛手葡萄图》

视为吉祥的化身，多与石榴、仙桃组成三多纹饰，寓意多福、多子、多寿。经金华能工巧匠之手，三多纹饰成为雕刻在家具上的经典纹样。在古代东阳的木雕、石雕、砖雕、玉雕、竹雕上，在明清景德镇的瓷器上，屡屡出现佛手的身影，表达福寿、吉祥、丰收的喜悦之意。而在明朝还出现了专门的佛手纹饰，当时常用在供上流社会使用的细路青花瓷上。到了清朝，经康乾盛世，人们的物质文化生活更加丰富多彩，佛手纹广泛出现在宫廷用瓷、民间细路青花瓶器上，并延伸到民间绘画、服饰、石雕、木雕、红木笔筒、铜墨盒等载体上。

金华佛手，名扬海外

从杭州出发，驾车经沪昆高速，在金华东高速出口下，1千米后就到达赤松镇山口村，这里被誉为"中国佛手之乡"。

山口村据说已有千年历史，而佛手种植的历史也有四百多年了。国内佛手主产于闽、粤、川、苏、浙等省，广东肇庆产的佛手被称为"广佛手"，而产于浙江金华的佛手，因植株较小且果多，被称为"金佛手"，有"果中之仙品，世上之奇卉"的雅誉。

自带仙气的佛手与我们的健康生活亦息息相关。关于佛手治病，在金华地区流传着这样一则小故事：一孝子为治母亲胸闷腹胀，四处求医无果。后梦见有位仙女赐予小手模样的果子，能令母亲疾病痊愈，梦醒后便翻山越岭寻找，终于在金华山寻得梦中的仙女，得赐天橘果和树苗，不仅治好了母亲，还将天橘树苗培植成活并大量种植，让更多百姓共享。

《本草纲目》中对"佛手"有这样的描述："虽味短而香芬大胜，置笥中，则数日香不歇。寄至北方，人甚贵重。古作五和糁用之。""其味（指舌尝）不甚佳而清香袭人。南人雕镂花鸟，作蜜煎（饯）果食置于几案，可供玩赏。若安芋片于蒂而以湿纸围护，经久不瘪。"

佛手味辛、苦、酸，性温，无毒，根、茎、叶、花、果均可入药，入肝、脾、胃、肺经，有理气化痰、止呕消胀、舒肝健脾、和胃等多种药用功能，对老年人的气管炎、哮喘病有明显缓解作用，对一般人的消化不良、胸腹胀闷疗效显著。佛手可制成多种中药材，久服有保健益寿的作用。

乌梅：江南雨季里的诗意

文 裴元正

雨季里去了一趟湖州，寻访乌梅的种植基地，体验其古法炮制。因有感于中药乌梅的种种而录此小诗，以记此行。

整个六月我都在等
雨水和布谷鸟的叫声，
把江南催成碧黛色。
然后我们相约，
去梅林下青梅煮酒。
——裴元正

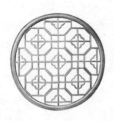

诗词经典里的乌梅

在中国古典文学里，咏梅的诗词不计其数，梅花早已成为诗歌里比喻性情高洁的人格象征。写梅果的诗却为数不多，一般人耳熟能详的是关于梅果的两个典故：一个是"望梅止渴"，说的是三国时代，曹操带兵打仗，行军途中将士又渴又累。曹操告诉将士说，前面五里有片梅林，梅子已成熟，可去歇息。士兵听闻，满口生津，顿时解渴又解乏。另一个典故也出自曹操，叫"青梅煮酒论英雄"。官渡之战前夕，军阀混战，天下大乱，曹操邀刘备喝青梅酒点评天下英雄。曹操点评军阀时，也说出了自己的"英雄观"：英雄必须具备两个条件，一是胸怀大志，二是腹有良谋，最后得出结论"天下英雄唯使君与操耳"。肾藏志，心藏谋，这个故事说明一个人只有心肾二脏强大，才可能有做英雄的资质。

而乌梅作为一味药材出现与历史上的一位枭雄有关。话说元朝末年，朱元璋率明军四处征战。时值入夏梅雨季节，时晴时雨，兵士在野外行军途中不幸染上疫疾。当时部队不仅缺医少药，粮草也十分短缺，士兵们就四处采摘野果充饥解渴，不料在一片林里采到一种口感鲜爽带酸的果实，士兵吃了，疫疾不治而愈，这种爽口带酸的果实就是梅子。后来部队要开拔转移，梅子鲜果不易保存携带，时值雨季，阴多晴少，众人议计，采用烘干的方法将其保存，由此开始了乌梅的炮制工艺。后来，做了开国皇帝的明太祖朱元璋建都南京，恰逢京城又遭痢疾肆虐，再次因乌梅而解救。

江南雨季寻乌梅

《本草纲目》载：梅实，性平、味酸、无毒。乌梅，性温、平，味酸、无毒。归肝、脾、肺、大肠经。可治疗肺虚久咳，口干烦渴，痢疾，慢性腹泻，胆道蛔虫等病症。李时珍也在文献上介绍过乌梅的制法：梅实采半黄者，装在篮子里，以烟熏之为乌梅。这说明乌梅的前身是青梅，青梅经炮制而成乌梅。两者药性有别，药用价值也就不同。

"青果熏制得乌梅，浙江长兴独占魁。"这句诗不仅道出了乌梅的炮制工艺，还点出长兴乌梅的产区优势和药材的道地性。长兴的梅树栽培史可追溯到唐朝。唐朝诗人皎然是长兴人，他的《与崔子向泛舟自招橘经箬里宿天居寺》一诗里就有"渚箬入里逢，野梅到村摘"的句子，说明当时这个地区已开始有梅树的人工种植与栽培了。

庚子夏至的前夕，正是江南的梅雨季节，我来到了长兴的小浦镇，这里是长兴乌梅的核心产地。在当地梅农的引领下，我们走进一片梅林。久雨初歇，空气湿润，碧树连绵。在这片林里，上百年的老梅桩很是常见，这些老桩横逸的枝干上结着白色的苔藓，枝叶青翠，依然焕发着旺盛的生命力。抬头望去，有的枝上梅子尚青，如碧玉可人，有的枝上梅子半黄，树底下，还有三三两两的被雨水打落的熟果散落着。听当地梅农介绍，这样半黄的梅子用来制乌梅正好。来到梅林，哪有不尝梅子之理。我在枝头摘了个半黄的梅子放在嘴边，还未入口，口里一阵酸意泛起，但非常鲜爽可口。

也许正是由于朱元璋与乌梅有过一段特殊因缘，明朝起，梅树种植与乌梅制作被大力推广。长兴利用天然的产区优势制作乌梅渐成气候，形成了一定的产业规模，明嘉靖年间，长兴乌梅被列入"长兴特贡"。20世纪30年代，作为道地药材的合梅（长兴合溪出品的乌梅）已冲出国门，享誉东南亚了。

道地药材叫合梅

同去长兴寻梅的还有浙江中医药大学的宋捷民老师，他对浙产药材如数家珍，耳熟能详，谈起乌梅津津乐道："长兴的乌梅应叫合梅，作为道地药材，只有产于长兴合溪的青梅经当地特殊炮制工艺制成的乌梅，才能叫合梅。"合溪位于长兴县西12.5千米，因有数条溪水汇聚合流至此而得名，在水路发达的古代，自然成为明清时长兴的商贸重镇。

合溪镇后来更名为小浦镇，我们在该镇潘礼南村的梅农张在平家，看到了沿用至今的乌梅炮制古法。张家在漂亮的乡间别墅旁搭建了一间简易作坊，里面设有两个竹制的圆形灶台，灶台直径约有2米，四周用黄泥固封。与一般灶台不同的是，熏制乌梅的灶台，点火的炉门不在灶台下面，而在与灶台相隔40厘米左右的灶外。灶台上再层层放置圆形大竹箩，大概有4～5层叠加在一起，每层竹箩里都铺上清洗沥干的鲜梅。烘焙时，先将梅果放在烘架竹箩上平铺，用松柴作燃料，在与灶台相隔半米的炉灶口烧，火和烟自然吸入烘灶。烧法也有讲究，先猛火烧2小时，后改文火烧12小时后，让其自然降温。接下来，在进行二次烘焙前，先把经过初烘的乌梅，按含水量高低，挑选分离。把水分含量高的梅果放在烘笼下层，水分含量低的梅果放在烘笼上层，最上面覆盖麻袋。这样循环两次，完成第三次烘焙。待鲜果烘至八九成干，手摇核仁可发出轻微响声时，即为成品。

　　成品乌梅呈不规则的球形或扁圆形，直径1.5～3厘米。果肉柔软，乌黑色或黑棕色，表面皱缩不平，一端有圆形的果柄痕。核坚硬，椭圆形，棕黄色，表面有小凹点。乌梅以个大、体重、肉厚、乌黑、完整、味极酸者为佳。

经典名方里的乌梅

　　乌梅入药的常用名方有乌梅丸和人参养胃汤。

《金匮要略》里记载有乌梅丸组方：乌梅、细辛、炮附子、桂枝、人参、黄柏、当归、蜀椒、干姜、黄连。乌梅酸温安蛔，涩肠止痢，为君药；细辛性温，味辛，辛可伏蛔，温能祛寒，为臣药；附子、干姜、桂枝温脏祛寒，人参、当归养气血，共为佐药。全方具有缓肝调中、清上温下之功效。适用病症：蛔厥，久痢。症见腹痛下痢、巅顶头痛、手足厥冷。

人参养胃汤的组方则见于《太平惠民和剂局方》：苍术、半夏、茯苓、厚朴、陈皮、藿香、人参、乌梅、甘草、干姜、大枣、草果。该方治外感风寒、内伤生冷、憎寒壮热、头目昏痛、肢体拘急。

"铜碗声声街里唤，一瓯冰水和梅汤。"乌梅丸和人参养胃汤这些药用名方对我们普通人而言是陌生遥远的，但在炎炎夏日喝上一杯消暑的酸梅汤，或是在家自制一碗酸酸甜甜的酸梅汤，都是我们可以亲近的日常。对了，酸梅汤的制作原料主要有乌梅、山楂、桂花、甘草、冰糖等。需要特别提出的是，正宗酸梅汤一定是用冰糖熬制的哦。

野葛根：全身是宝趣无穷

⊗ 宋捷民 樊多多

葛之覃兮，施于中谷，维叶萋萋。
黄鸟于飞，集于灌木，其鸣喈喈。
葛之覃兮，施于中谷，维叶莫莫。
是刈是濩，为絺为綌，服之无斁。
——《诗经·葛覃》

这首出自《诗经》的歌谣，描述的就是葛。

葛在夏天长得茂盛，九月间会开出紫红色的花。早在新石器时代，葛就已被人们发现，并将其纤维用作纺织原料，做衣服做头巾，其美观、实用性远胜兽皮。《韩非子·五蠹》曰："冬日麑裘，夏日葛衣。"夏布就是葛衣的别称。"是刈是濩，为絺为綌。"粗葛布叫"綌"，细葛布称"絺"。用葛布缝制衣衫，也是人类步入文明的一个标志吧。

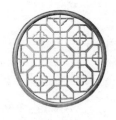

葛根为药，亦是家常

《药性赋·寒性药》有云："干葛及葛根。味辛甘，性凉。主清散，善能解肌退热，发表透疹。"葛对外感表证发热无汗、头痛、项背强痛以及麻疹初期之疹毒不透等症有较好疗效。这一味普遍产于南方的药食同源中药，在日常生活中以食物形式为百姓所熟知。

隔壁邻居老家在福建。有一次家里老人来小住几日，除带些当地土特产外，还带了一包淡黄色的粉。起初我以为是淀粉一类，邻居解释说可以当藕粉一样调成羹来食用，家里小孩有发热、咳嗽或便秘的，都可以喝一点，效果蛮好。如此，才得知此物名为葛根粉。

葛根、葛粉、葛叶、葛花是名称不同的中药材，均来自葛这种植物。

中国地大物博，葛的产地遍布全国，南方多于北方，还有野葛根（即柴葛）和甘葛（即粉葛）的分别。就浙江而言，野葛根满山遍布，野生资源丰富。甘葛则集中产于两广、福建等地，大量人工种植。在湖南省张家界的大山里更是遍生葛根，千年以上高龄的也不足为奇，民间有"千年人参"的叫法。

在台州市天台县，我们走访了当地采收药材的村民，了解野葛根的生长情况。村民笑称，野葛根漫山遍野，随处可见，没有人工种植的。这种药材性情十分亲和，对生长环境没有特别要求，坡地上、水沟边和路边灌木丛中都能见到。作为一种藤本植物，天天向上是葛的本能，只要有可攀爬的支撑物，它就能蜿蜒而上，大面积繁衍。夏天是葛根疯长的时节。到了秋天就开出紫色的花，一串串煞是艳丽多姿。立冬后葛根开始休眠，这时候就进入集中采挖期。挖出来的葛根长得像大红薯，可切片晒干备用或是制作成葛根粉。

葛根是原国家卫生部批准的药食同源植物，既有药用价值，又有营养保健功效。

退热生津，遍身是宝

在《中国药典》（2020年版）中，对葛根的功效有如下描述："解肌退热，生津止渴，透疹，升阳止泻，通经活络，解酒毒。用于外感发热头痛，项背强痛，口渴，消渴，麻疹不透，热痢，泄泻，眩晕头痛，中风偏瘫，胸痹心痛，酒毒伤中。"也就是说，葛根对有后背疼痛症状的感冒发烧有疗效。

记得两年前我患过一次乙型流感，体温38.4℃，医院给开的抗病毒药，服药5天才退热，其间各种担心，害怕产生其他脏器的并发症。去年又有过同样的感冒症状，这一次服用了中成药葛根汤颗粒。当晚服下，次日体温降到38℃以下，连服两日，烧退，不得不叹服于传统中医药的高明。

葛根在治疗消渴症方面有个经典案例。老一辈无产阶级革命家谢觉哉老先生，因积劳成疾，晚年患上了阴津虚损性糖尿病，服用西洋参含片效果不佳，长期练内功辟谷也无效。老先生偶然有一次翻阅《辞海》，发现糖尿病就是古时所说的"消渴症"。清朝名医叶天士有一张治疗消渴症的方子叫"玉泉散"，组方如下：白粉葛9克，天花粉9克，麦冬9克，生地9克，五味子3克，甘草3克，糯米9克。粉碎后吞服，每次6克，每日3～4次。可以做成丸药。按照中医理论，葛根具有止渴生津的功效，是治疗消渴症及热病烦渴的良药；天花粉清热生津；麦冬滋养胃阴而生津，缓解口渴症状；生地养阴生津；五味子生津敛汗；甘草调和诸药；糯米补脾养胃，益气补肺。这几种药物和食物均具有消渴功能，组合在一起，遂成治疗糖尿病的独特验方。

玉泉是指舌下的唾液腺，而玉泉散顾名思义，功效就是养阴生津，止渴除烦，适用于阴虚口渴的糖尿病患者。从西医角度来说，可以控制血糖。谢觉哉服用数月，疗效显著，病症消失。

女人都希望青春永驻，可惜人过四十天过午，年纪大了身体各方面机能都在减退，容颜渐老。葛根中含有的大量异黄酮正被越来越多人所认知，因其与女性体内的雌激素相似，可以滋润皮肤，回复皮肤弹性，防治骨质疏松，特别能有效缓解更年期综合征。葛根茶、葛根面包、葛晶、葛丁异黄酮茶等系列功能食品，正日益成为女性日常保健美容的理想之选。

《东垣试效方》中有一个益气聪明汤的方子："益气聪明汤蔓荆，升葛参芪黄柏并，再加芍药炙甘草，耳聋目障服之清。"这是葛根的另一功效——走清窍，治疗头面部症疾。中国的汉字十分有趣且富有哲理，"聪"的繁体字，左边是耳朵，右边由眼、口、心组成。耳聪目明，做事用心又会说话的人，必定是智慧的。五官清明，人也就清明了。

益气聪明汤组方如下："黄芪半两，甘草半两，芍药一钱，黄柏（酒制，锉，炒黄）一钱，人参半两，升麻三钱，葛根三钱，蔓荆子一钱半。"

花开不并百花丛，独立疏篱趣未穷。葛花开时是山野里的一道风景线，虽不艳丽也自是风雅。哦对了，葛花还有解酒的功效，贪杯之人可以常备呀。

姜：强御百邪

文/宋捷民

菫茶易地味不甘，姜桂到老性愈辣。
人言申椒能变化，我见荵芬终不灭。
古来郊庙荐德馨，此物气味通神明。
开口一笑露眼睛，望君点化佛先成。
——宋·谢枋得《谢惠椒酱等物》

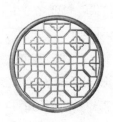

前几天托人买了几斤永康产的五指姜。此姜肉嫩味香，与现在菜场上买的姜相比，确实不一样。吃过的人都知道，该姜盛产于永康市中山乡一带，因五指岩而得名，故称"五指姜"。

五指姜在宋朝文献中已有记载。传说《白蛇传》中的白娘子因端午节显露蛇形吓死许仙，为救其性命，白娘子去昆仑山盗仙草。盗得仙草后，鹤鹿二童子紧追不舍，白娘子筋疲力尽，慌忙中撞上了五指岩。她从山顶滚到山下，手中的仙草被抛在山坡上。待到白娘子醒来，满地长满了仙草，白娘子就挖了一块匆匆赶回杭州，救活了许仙。这仙草后来就在五指岩下繁衍，成了闻名遐迩的五指姜。五指姜，表皮光滑洁白带鹅黄色，肉质细嫩，汁多渣少，香味浓郁，较辣，品质佳。民间流传着"日食三钱五指姜，到老不用开药方"的歌谣。

浙江省有名的姜还有产于嘉兴市南湖区的新丰生姜、产于平湖市的平湖生姜等。开化的"蟠姜"则被李时珍写进《本草纲目》，在清乾隆年间还被选作贡品呈送朝廷。

强御百邪的姜

一谈起姜，就得说说这个名字的来源。姜在古代写为"薑"。"畺"字与"疆"字为同一字，意相同：一有保护疆域之意。姜是温性的，能抵御寒邪，所以吃姜能使人体形成一道防护线。二有强大之意，常食此物可温肺助阳、强身健体。因为姜为草本植物，故在"畺"上加了个草字头。《本草纲目》引王安石《字说》云："姜能强御百邪，故谓之'姜'。"神农尝百草以辨药性，误食毒蘑菇昏迷，苏醒后发现躺卧之处有一丛青草。神农顺手一拔，把它的块根放在嘴里嚼。过了不久，肚子里咕噜咕噜地响，泄泻过后，身体全好了。神农姓姜，他就把这尖叶草取名"生姜"，意思是它的作用神奇，能让自己起死回生。

《论语》记孔子言："不撤姜食，不多食。"每次吃饭，孔子都要吃姜。南宋理学大师朱熹在《论语集注》中对此嗜好作了进一步阐释，说姜能"通神明，去秽恶，故不撤"。

中医学根据用药经验，将姜分为四种：生姜、干姜、炮姜、姜皮，称为"姜四味"。新鲜根茎为生姜，性温，味辛，归肺、脾、胃经，功用为解表散寒、温中止呕、温肺止咳；干燥根茎为干姜，性热，味辛，归脾、胃、肾、心、肺经，功用为温中散寒、回阳通脉、温肺化饮；干燥根茎的炮制品为炮姜，性温，味苦、涩，归脾、肝经，功用为温经止血、温中止痛；根茎的外表皮为姜皮，性凉，味辛，功用为和脾行水消肿。

明朝医药学家李时珍认为，凡早行、山行时，口中宜含生姜一块，不犯雾露湿之气及不正之邪。这对于常年居住在浙江山区丘陵地带的群众来说，不失为一剂行之有效的预防保健良方。民间遇寒淋雨而生风寒感冒轻证，可将生姜单煎成姜茶或配红糖、葱白煎服。

汉朝张仲景的《伤寒论》中，含生姜的处方就有39则，其中用生姜止呕的达25方之多。正因如此，古人曾有"姜为呕家圣药"之说，生姜随证配伍可治疗多种呕吐。因其本为温胃之品，故对胃寒呕吐最为适合，可配伍高良姜、白豆蔻等温胃止呕药同用。生姜可用于经常晕车者，选用1元硬币大小的鲜生姜贴在内关穴固定，或服用生姜粉胶丸（每丸含姜粉940毫克），防止晕车、晕船。

生姜能止痛。《医学衷中参西录》中的姜胶膏，用生姜汁500克、黄明胶200克，熬成稀膏，摊于布上，贴于患处，治肢体受凉疼痛，或寒凝阻遏血脉而疼痛麻木。

生姜还可解毒，对生半夏、生南星、乌头等药物之毒，以及鱼蟹等食物中毒，均有一定的解毒作用。

姜对于肺寒咳嗽或寒饮喘咳，不论有无外感风寒，或痰多痰少，皆可选用。治疗风寒客肺、痰多咳嗽、恶寒头痛者，常与麻黄、杏仁同用。上海名老中医王公正晚年痰饮咳喘，平日随身携带干姜数片，如遇气候骤变，受凉而咳痰不利，就取干姜少许嚼之，待满口辣热，徐徐咽下，稍移时，喉间痰即上运，咯吐爽利，咳喘亦平。

姜还用于虚寒性的腹痛腹泻，常配高良姜合用，如二姜丸。

炮姜能温经止血，常用以治疗虚寒性吐血、便血，常与人参、黄芪、附子等同用。

姜皮主要用于水肿、小便不利，如宋朝《三因极一病证方论》中的五皮饮，以之与大腹皮、桑白皮、茯苓皮、陈皮同用。

冬吃萝卜夏吃姜

民间有"冬吃萝卜夏吃姜，不劳大夫开药方"的谚语。夏季吃姜有什么好处呢？夏季温度高、雨水多，人体容易出现湿气重的情况，如身体沉重，犯困，头脑不清醒，胃口不好，什么都不想吃，甚至还觉得恶心，而且舌苔很腻，那么就需要祛湿。姜就具备这个功能，能健脾温胃祛湿。汉朝《说文解字》将"姜"训解为"御湿之菜也"。夏天吃姜的另一个原因是，由于夏天热，人们会多吃凉性食物，长时间躲在空调房里，反倒比在冬天更易受凉，吃姜也是为了借助其温性除去寒邪。在炎热的气候下吃一些生姜能起到排汗、降温、提神的作用。中国传统的防暑中成药——人丹就含有生姜的成分，其作用是健胃、提神、醒脑。

据《东坡杂记》记载，苏轼在杭州做官时，游净慈寺，见一僧"年八十余，颜如渥丹，目光炯然"，问其故，僧曰："余服生姜四十年，故不老云。"现代科学研究表明，生姜中含有过氧化物歧化酶，是一种抗衰老的物质。德国学者则报道，生姜的辛辣成分比目前应用的抗氧化剂——维生素E的抗氧化作用还强。所以，吃姜能抗衰老，老年人常吃生姜可除老年斑。明朝《奇效良方》中说："一斤生姜半斤枣，二两白盐三两草（甘草），丁香沉香各半两，四两茴香一处捣，煎也好，煮也好，修合此药胜似宝。每日清晨饮一杯，一世容颜长不老。"

可蔬可和，可果可药

姜可作为蔬菜单独食用，还是一种极为重要的调味品。它将自身的辛辣和特殊芳香渗入到菜肴中，使之鲜美可口，味道清香。李时珍尤其赞赏姜的多种用途："姜辛而不荤，去邪辟恶，生啖熟食，醋酱糟盐，蜜煎调和，无不宜之。可蔬可和，可果可药，其利博矣。"

人们吃饭不香或饭量减少时，吃上几片姜或是在菜里放上一点嫩姜，都能改善食欲，增加饭量，所以俗话说："饭不香，吃生姜。"

姜可煎汤内服、佐料、入菜炒食。老姜可做调料或配料；嫩姜可用于炒、拌、爆等，如"嫩姜炒牛肉丝""嫩姜爆鸭"等。

煮饭时，取一小块姜放进锅里同煮，不仅饭香好吃，还可保持饭放置两天而无酸味。

吃松花蛋时，加点姜末和醋，能去掉松花蛋特有的涩味。

做菜时，用姜末与糖、醋兑汁烹调或凉拌，可使菜肴产生特殊的酸甜味。

将冷冻的肉类、禽类、海味、河鲜在加热前先用姜汁浸渍，可起到"返鲜"的作用。

保存咸肉、咸鱼时，在上面撒些姜末，可防止变味。

煎鱼时，在放油前先用姜片将锅擦一遍，鱼皮就不会粘锅了。

在腌菜上面加入一些洗净切碎的姜末，再将缸密封3～5天，即可去除白醭。衣服上有汗渍时，可用生姜末撒于汗渍处，再蘸水搓洗即可。

吃东西时嘴起泡，可取一块生姜放进口内咀嚼，水泡便会慢慢消除。

因病脱发者，可用生姜烧热后切片擦涂头顶，以促进头发生长。

手足冻伤后，用姜片摩擦患部，可活血化瘀，促进血液循环，使冻伤早愈。

生姜可切片灸穴位。记得20世纪80年代，在临安山区，夜遇一患者手指发疗疮，当地缺医少药，就切片生姜放在指头上隔姜灸，第二天就好了。

姜的常用量为每日3~9克，一次吃姜不宜过多，以免吸收过多姜辣素，在经肾脏排泄的过程中刺激肾脏，并产生口干、咽痛、便秘等"上火"症状。烂姜、冻姜不要吃，因为姜变质后会产生致癌物。由于姜性质温热，有解表功效，所以只能在受寒的情况下作为食疗应用，有内热者应慎用。

吃生姜还要注意时间，俗话说"上床（晚上）萝卜下床（早上）姜""早吃姜赛参汤，晚吃姜犹砒霜"。一天之内晚上阴气最盛，一天奔忙后人需要休息，使阳气内敛，而生姜为发散之品，晚上吃姜容易耗气，所以晚上不宜吃姜。一年之内秋天宜少食生姜，秋天干燥，本不利养肺，吃生姜易伤肺，加剧人体水分的流失。

由上可见，姜不但是一味重要的中药，还可作为蔬菜单独食用，又是一种重要的调味品。我们的日常生活离不开姜，常吃点姜，健康长寿。让中医养生融入日常生活，使姜成为人们的健康保姆吧。

桑：桑之功最神

文 王晓鸣

吴地桑叶绿，
吴蚕已三眠。
我家寄东鲁，
谁种龟阴田？

——唐·李白《寄东鲁二稚子》

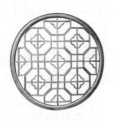

"吴地桑叶绿，吴蚕已三眠。"李白这句诗将"吴地"桑叶一片绿、春蚕将结茧的情景描绘得如画入境。

春夏时节，行驶在杭嘉湖田园大地上，时不时就会有一片桑树林映入眼帘。这里有着种桑养蚕的悠久历史，在如今，蚕桑仍然是一项传统优势产业。可是，你知道吗？一棵桑树有桑叶、桑葚、桑枝和桑白皮四种中药材呢。

桑　叶

先谈谈桑叶。它除了一般人熟知的养蚕功用外，也是一味中药。药用桑叶经霜打后采收为佳，称为霜桑叶或冬桑叶，除去杂质，晒干，切碎，生用或蜜炙用。桑叶性寒，味甘、苦，归肺、肝经，具有疏散风热、清肺润燥、平抑肝阳、清肝明目的功效，常用于风热感冒、肺热咳嗽、肝阳上亢等证。

桑叶的名方有辛凉轻剂桑菊饮，常用于风热感冒，如发热、头痛、咳嗽及咽红肿痛等症。还有秋燥咳嗽方桑杏汤，主治身热不甚、干咳无痰或痰少而黏等症。

桑叶发散风热治咳嗽的作用最为人知，但其止汗的功效也不能埋没。《丹溪心法·盗汗》中阐述："青桑第二叶，焙干为末，空心米饮调服，最止盗汗。"明末清初名医傅青主赞道，桑叶为"收汗之妙品"。我在临床上用桑叶治疗儿童汗证，单味桑叶或在方剂中加桑叶，每每获效。个人体会是：发散风热用桑叶6～9克即可，止汗用桑叶则需15～30克。

近几年来，有人将桑叶晒干，经加工处理后直接泡水代茶饮用，或粉碎后包装成袋泡茶饮用。因具备营养与保健作用，桑叶也被人们做成菜肴，成为药膳。

凉拌桑叶：选择嫩桑叶（去掉叶柄），洗净，切丝，放入开水锅内焯一下，用凉开水过凉，沥干水分，加入精

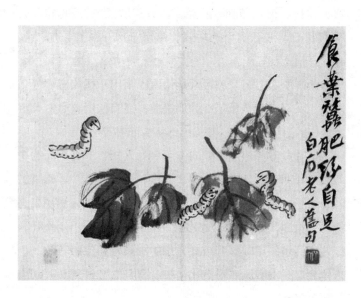

齐白石《肥蚕食桑》

盐、蒜泥、香油，拌匀即可食用。

桑叶炖豆腐：这是一道磐安的道地药膳。主料有豆腐500克、桑叶20克，辅料为腌猪蹄100克。腌猪蹄置温水中刷洗干净，切成块；豆腐切成方块备用；桑叶用清水洗净，浸泡3分钟。砂锅中加水500克，然后加入桑叶，用大火烧开再转小火炖1小时，滤出桑叶水。将切好的豆腐、腌猪蹄放入锅中，倒入桑叶水，用大火烧开，转小火烧1个小时后出锅装盘即可。

桑 葚

桑葚是桑树的果实，又称桑果、桑枣。在我国，食用桑葚的历史悠久，早在《诗经·氓》中就有："桑之未落，其叶沃若。于嗟鸠兮，无食桑葚!"

"嫩芽味美郁椿香，不比桑葚逊几芳。可笑当年刘秀帝，却将臭树赐为王。"这是一首佚名古诗，说的是刘秀食桑葚而获救的故事。西汉末年王莽篡位，将刘姓子孙赶尽杀绝，唯有刘秀侥幸逃脱。逃命之际，刘秀又累又渴，倒在桑树下，因吃了落下的桑葚而得救。后来他当了皇帝，回来寻封桑树，却不料桑树上的桑葚早已没了，刘秀辨识不出，误把臭椿封为树王，闹了笑话。

桑葚果幼时色青绿，成熟后呈黑紫色、紫红色。每年5—6月是桑葚的成熟采摘季节，农人喜欢采摘成熟的鲜果食用，味甜汁多。如今，桑葚作为一种有营养的水果，已悄然进入寻常人家。在桑葚成熟时，有的农家干脆做起了采摘桑葚的生意，吸引了不少市民前来尝鲜。

中医学认为，桑葚味甘酸，性微寒，入心、肝、肾经，具有补肝益肾、生津润肠、乌发明目等功效，主治阴血不足导致的头晕目眩、耳鸣心悸、烦躁失眠、腰膝酸软、须发早白、消渴口干、大便干结等症。

李时珍盛赞桑葚为"桑之精英尽在于此"，其养生保健作用毋庸置疑，可桑葚果实期极短，又不易保存，没几天就落市了。那怎么办呢？制作桑葚膏和桑葚酒是不错的选择。

桑葚膏

李时珍在《本草纲目》中讲述了桑葚膏的做法："采摘微研，以布滤汁，石器熬成稀膏，量多少入蜜熬稠，贮瓷器中。"

家庭制作桑葚膏，可将新鲜的桑葚放到榨汁机中搅碎，把桑葚汁倒入锅中，用小火慢慢熬制，等到浓缩成酱状时放入适量蜂蜜调味，继续搅拌熬制成膏即可。待其冷却后放入罐中密封保存，可以在平时当果酱吃。桑葚膏也可以作为"素膏"的调和基质，特别适用于制作小儿膏方。

桑葚酒

《本草纲目》记载："四月宜饮桑葚酒，能理百种风热，其法用椹（葚）汁三斗，重汤煮至一斗半，入白蜜二合，酥油一两，生姜一合，煮令所得，瓶收。每服一合，和酒饮之。亦可以汁熬烧酒，藏之经年，味力愈佳。"

家庭制作桑葚酒有两种方法：一种是用高度白酒浸泡，就像做杨梅烧酒一样。还有一种方法，就是用桑葚酿制成果酒，与家庭自制葡萄酒的过程类似。桑葚酒可谓酒中极品，不论是滋补功效还是营养价值都首屈一指。

桑枝、 桑白皮

再来说说桑枝与桑白皮。

桑枝为桑树的干燥嫩枝，味微苦，性平，归肝经，有祛风通络、通利关节的作用，可治疗四肢关节疼痛，尤其适用于上肢疼痛，也可作为上肢的引经药。此外，桑枝有利水消肿的作用，可以治疗水肿。

桑树的干燥根皮，中药名为桑白皮。桑白皮味甘，性寒，归肺经。《本草纲目》曰："桑白皮，长于利小水，乃实则泻其子也，故肺中有水气及肺火有余者宜之。"泻肺与利尿是桑白皮最主要的功效。

李时珍又云："宋医钱乙治肺气热盛，咳嗽而后喘，面肿身热，泻白散……桑白皮、地骨皮皆能泻火从小便去，甘草泻火而缓中，粳米清肺而养血，此乃泻肺诸方之准绳也。"文中提及的泻白散源于儿科鼻祖钱乙所著《小儿药证直诀》，临床常用于肺热咳喘之证。

桑白皮用于利尿的方剂首推五皮饮（陈皮、茯苓皮、生姜皮、桑白皮、大腹皮），用治全身水肿、小便不利。

桑树除叶子可以用来养蚕外，一身都是宝，药用价值高，桑叶、桑葚、桑枝、桑白皮都是常用中药材，难怪李时珍在《本草纲目》中赞道："桑之功最神。"

薄荷：
风枝露叶弄秋妍

文 王恒苍　陈永灿

薄荷花开蝶翅翻，
风枝露叶弄秋妍。
自怜不及狸奴点，
烂醉篱边不用钱。

——宋·陆游《题画薄荷扇》

这首诗描写了一派秋日景象：薄荷花开引来一群蝴蝶翻飞，微风拂弄枝条，叶子上晶莹的露水随风滑落。诗人自怜不如一只小狸猫，即便在篱笆边喝得酩酊大醉也无人来牵回去。整首诗形容自己生活落魄、郁郁不得志的悲惨形象，跟美丽的秋景形成强烈反差，更突出心中郁结之深，即使薄荷能疏肝解郁也无济于事。

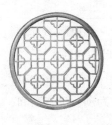

民间传说

从前，在南方一个偏远的小山城里，有一家中药店，有位老中医在店里坐诊。他为人谦和，医术精湛，被人尊为"黄神医"。有一年，天气异常炎热，邻村的王大娘得了感冒，声音变得嘶哑，喉咙似被堵住，气息不畅。她一个人走了十几里山路，来到山城药店请"黄神医"诊病。老中医发现她头晕目眩、目赤多泪、声音嘶哑、咽喉肿痛且有发热，是风热感冒的症状，又因劳累过度病情加重，便叫徒弟赶紧去后院采来一大把新鲜的薄荷，榨汁后给王大娘服下，让她到后院的房间里躺着休息，中间又用干薄荷熬了一碗热汤给她服下。王大娘一觉醒来，顿感身体轻松，几已痊愈。她问那徒弟给她吃了什么药，答曰薄荷。王大娘恍然大悟，自家院里也种了一大片薄荷，怎么就不知道用呢？回家后王大娘便常拿薄荷叶泡水喝，预防风热感冒。

养生解读

薄荷又名"银丹草"，为唇形科植物，多生于山野湿地河旁。宋朝苏颂记："薄荷处处有之。茎叶似荏而尖长，经冬根不死，夏秋采茎叶曝干。古方稀用，或与薤作齑食……又有胡薄荷，与此相类，但味少甘为别。生江浙间，彼人多以作茶饮之，欲呼新罗薄荷。近汴洛僧寺或植一二本者，《天宝单方》所谓连钱草者是也。又有石薄荷，生江南山石间，叶微小，至冬紫色，不闻有别功用。"

据现代植物学家统计，薄荷有500多个品种，其气味不同，功能也有些许不同。最常见的有黑胡椒薄荷和绿薄荷，其他还有苹果薄荷、橘子薄荷、香水薄荷等，大多以其独有的香气而命名。我们在挑选鲜薄荷时，以叶多、色鲜绿、气味浓者为佳。

薄荷清香怡人，气香无毒。《本草纲目》还记载："薄荷辛能发散，凉能清利，专于消风散热。"中医学认为，薄荷有解热毒、散风热、疏肝郁、清头目、利咽喉等功效。

《新修本草》将薄荷列于菜部，称"亦堪生食"。如今薄荷亦常用于菜肴、糕点和饮料制作，为食疗常用之品。《食医心镜》中写道："薄荷煎豉汤，暖酒和饮，煎茶生食，并宜。盖菜之有益者也。"是说薄荷的食用方法很多，可以和豆豉一起煮汤，泡在酒里饮用，或者饮茶时用生薄荷当茶点嚼着吃，对身体都很有好处。

近代还用鲜薄荷茎经蒸馏而得芳香油，处方多称"薄荷冰"或"薄荷霜"，功用与薄荷近似。现在的许多清咽润喉药或食品中也大多含有薄荷。除食用外，薄荷外用另有妙处：夏天如果身上生了痱子、小疮疖，或是被蚊虫叮咬，将新鲜薄荷捣碎后敷在患处，便会痒痛尽消，顿感清凉舒适。

现代研究表明，薄荷含有薄荷醇，可清新口气，缓解腹痛、胆囊痉挛等，还具有防腐杀菌、利尿、化痰、健胃和助消化等功效。薄荷还可镇静，缓解紧张情绪，提神解郁，小剂量食用还有助于睡眠。

药膳品鉴

薄荷红茶：准备薄荷叶1克、荷叶1克、祁门红茶3克、冰糖或蜂蜜适量。分别把红茶、薄荷叶、荷叶放入瓷杯中，倒入烧开的泉水或纯净水，放入冰糖或蜂蜜，盖上盖闷一会儿，用茶漏过滤到另一玻璃杯中，即可饮用。本茶品具有清凉解暑、提神醒脑、暖胃消食的功效，适合夏季暑热难耐、疲乏困倦、胃口不开的人群饮用。冲泡薄荷茶，可掺进其他花草，茶的味道会更为特别。

薄荷米粥：准备鲜薄荷叶30克、粳米150克、冰糖适量。将薄荷叶和粳米洗净备用。锅中加清水1000毫升，加入洗好的薄荷叶，大火煮开，用中火煎成约800毫升，捞出薄荷叶，水放凉备用。粳米加清水煮粥，待粥将成时加入薄荷汤及少许冰糖，稍煮沸即可。本药粥具有疏风清热、护胃生津的功效，适合素有胃病、口干口渴、新感风热的人群食用。

薄荷鸡丝：准备鲜薄荷叶120克，鸡胸肉150克，胡萝卜60克，洋葱、杏仁、米醋、糖、生抽、香油各适量。

将胡萝卜洗净切成丝，洋葱切丝，薄荷叶洗净撕成小片，杏仁切碎，备用。鸡胸肉洗净后，放入锅中，加姜片，煮30分钟，煮的过程中如有浮沫要撇出。煮至鸡肉快熟时，将胡萝卜丝倒入，一起煮约3分钟后关火。将煮好的鸡肉和胡萝卜丝分别捞出来。待鸡肉晾凉一些，将肉撕成丝，然后将洋葱丝、薄荷叶、胡萝卜丝和杏仁碎与鸡丝混合，浇上调料拌匀即可。本药膳具有清火解暑、解郁疏肝的功效，适合夏季容易中暑、咽喉疼痛、心情不畅、易"上火"体质的人群食用。

薄荷鱼卷：准备鲜薄荷叶120克，草鱼450克，鸡蛋3个，面包屑180克，植物油、姜片、料酒、淀粉、胡椒粉、盐各适量。将鲜薄荷叶洗净切碎，加入盐拌匀稍腌。将草鱼宰杀，去鳞、内脏及鳃，洗净，剔下鱼肉，去刺，片成薄片，加入姜片、盐、料酒、胡椒粉拌匀腌入味。鸡蛋倒在碗里，加盐打散。将鱼片放入薄荷叶卷成鱼卷，拍上干淀粉，蘸匀鸡蛋液，滚上一层面包屑，即成薄荷鱼卷生坯。炒锅注油烧至四成热，下入薄荷鱼卷生坯炸至金黄色且鱼肉熟透，捞出控油装盘即可。本药膳具有利咽和胃、清火祛风的功效，适合咽喉不适、消化不良、容易感冒的人群食用。

薄荷糕：准备鲜薄荷叶30克，糯米500克，绿豆500克，白糖30克，干桂花适量。先将绿豆煮至熟烂，再加入白糖、桂花和切碎的薄荷叶做成馅备用。把糯米焖熟，放入盒内晾凉，然后用糯米饭包豆沙馅，用木槌压扁即成。

本糕点具有疏风散热、清咽利喉的功效，适合外感风热、咽喉红痛、迎风流泪、目红眵多的人群食用。

金银花：花开四月间

文 王晓鸣

初夏庭院绿荫重，忍冬花开藤蔓中；
金花银花对相依，黄白互映共向荣。
不与群芳争艳丽，只为凉夏早入筐；
此花缘是杯中物，清热解毒立奇功。

——王晓鸣《金银花》

金银花，忍冬科忍冬属植物忍冬及同属植物的干燥花蕾，由于花初开时为粉白色，一两日后转为黄色，黄白相间，故有金银花之美称，也称忍冬花、双花等。金银花历来被誉为清热解毒的良药，其性味甘寒气芳香，清热而不伤脾胃，透达又可祛外邪。金银花既能辛凉解表，还善清解血毒，用于各种热性病，如发热、斑疹、疮痈、咽喉肿痛等症。

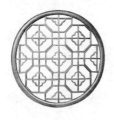

院墙上的花

谷雨一过，我家院墙上的金银花就"蠢蠢欲动"了，没几天便竞相开放，一茬又一茬，此起彼伏，像在演一场大戏，可以持续一个多月。清冽的香味在十几米开外就能闻到。"好香的花呀！"邻居们纷纷驻足赏花闻香，有的还顺手采摘一些回去。这些金银花移栽已有十几年了，当时只是为了装饰院子，随意扦插了几枝。枝条着地即生根，非常好种。藤枝四季常绿，匍匐缠绕着爬满整个院墙，还不断沿着院墙外的树干向上生长，真没想到竟长成这么大阵势。

金银花药用以花蕾为佳。择晴天早上摘取含苞待放、色粉白、肥大者的花蕾，此时采收的花蕾养分足、气味浓、颜色好。摊开晾晒或通风阴干为好，忌在烈日下曝晒。这几年金银花开时节，只要有空闲，我都会采摘花蕾晒干备用，以备不时之需。

有时我也会送些给"小患者"，感冒发烧、喉咙痛的时候，泡金银花喝最管用了。自古以来，民间就有这样一个习惯：在夏季来临前，给孩子喝几次金银花茶，可以预防痱子热疖的发生。盛夏酷暑时节，经常饮用金银花制成的凉茶，能预防中暑、肠炎、痢疾等症。

以前，中药铺的柜台上时常摆放着装有金银花露的青花瓷坛，在饮料品种极其稀少的过去，那瓷坛不知让多少孩子口馋心痒，不愿离去。其实，在家里就可以自制：捏一撮优质金银花，置于玻璃杯中，将沸水冲入。少顷则见一个个花蕾垂直悬于水中，待被水浸透后陆续沉入杯底，渐渐地，汤色呈琥珀色了，放在唇边气味馨香，轻啜一口甘甜清凉。后来还有厂家开发了产品"金银花露"，销路也挺不错。

金花与银花的故事

有关金银花的来历有一个传说，可以让我们加深认识。

很久以前有一个偏僻的村庄，住着一对勤劳善良的夫妻。他们生了一对双胞胎女孩，并给她俩起了好听的名字，分别叫"金花"和"银花"。金花、银花在父母呵护下长成了如花似玉的大姑娘。她俩农忙时帮父母干农活，闲时拈针绣花、织布纺纱，并自习医书，上山采药，深得父母喜爱。

一年初夏，村子里流行起一种怪病。患者无一例外高热不退，浑身起红色斑丘疹，不久便卧床不起，神昏谵语，随即命丧黄泉。村里郎中均束手无策，外地郎中也不敢前来。眼看全村人只有等死了，这时金花和银花挺身而出，主动要求外出为乡亲们求医问药。不料她们的父母也不幸患了此病，乡亲们都好心地劝她俩不要去了，以免求医问药不成，反而没法为父母送终。这时，二老斩钉截铁说道："去吧，你们要尽快求得名医或好药回来，否则别回来见我们！"金花、银花眼含着泪花，立马出发了。

姐妹俩访遍中原名医，但这些医生不是对该病一无所知，就是因路途遥远而不愿前往。后来在华山一位老和尚指点下，找到一位老郎中。两姐妹对其道明缘由，老郎中指着一屋子候诊者对姐妹俩说："这里也流行瘟疫啊，我脱不了身。不过，我可以教你们一个方法，就是采集一种花——初开时为白色，后变黄色，黄白相映，藤蔓常青的草药，它能治好你们乡亲的病。"姐妹俩听罢，立即谢别老郎中四处采药，不久便满载而归。乡亲们和双亲服药后病情很快好转。为纪念姐妹俩的功绩，乡亲们便把那种不知名的草药叫作"金花银花"。后来，大家便渐渐把"金花银花"简称为"金银花"了。

此后不久，神农闻讯来访，并把"金银花"带回去研究。研究得知，金银花性寒，味甘，归肺、胃、大肠经，具有清热、解毒、凉血、止痢等功效。于是，神农便把金银花广泛用于热毒症的治疗，并将其录入《神农本草经》，一直流传至今。

马齿苋：马齿叶亦繁

王晓鸣

苦苣刺如针，
马齿叶亦繁。
青青嘉蔬色，
埋没在中园。
——唐·杜甫《园官送菜》

唐朝诗人杜甫有感于园吏所送菜多杂野菜，作《园官送菜》一诗，可见马齿苋自古就被作为蔬菜食用。

马齿苋，民间也称酸苋、酱板草、瓜仁菜、长命菜、九头狮子草等，是夏季十分易得的肉质草本植物，药食兼优。马齿苋常生于田野路边及庭园废墟等向阳处，全草供药用。其味酸性寒，入肝、大肠经，其药用功效是清热解毒、凉血止痢。除擅治热毒疮疡外，治疗湿热泻痢、崩漏、便血、热淋、血淋等病症也有显著效果。

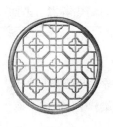

两任宰相与马齿苋的故事

提起马齿苋，不得不提到唐朝两任宰相与马齿苋的因缘。

话说安史之乱后，各地藩镇割据，拒不缴纳赋税。唐宪宗李纯刚即位时，西川节度使韦皋病逝，以刘辟为首的将领乘机叛乱。考虑到西川乃军事重地，李纯遂任命宰相武元衡为西川节度使，平定叛乱。

武元衡到任不久，时值炎夏，他的胫骨上生了臁疮，病情反复，以致瘙痒发热、肌肉腐烂、脓血淋漓，把他折磨得痛苦不堪，精神恍惚，最后竟无法胜任镇抚西川一职。李纯无奈，只好将其调回京都长安，命太医石礤等名医调治，但也久治不愈。

一天，武元衡正自闷坐，一位新来的小吏问道："大人您如此苦闷，莫非染恙于身？"武元衡把病况一说，小吏便道："下官倒有一方，专治多年恶疮，即便顽恶疮疡，不过几次就可治愈，您不妨一试。""方药为何？快快道来。"小吏答："方也简单，采些鲜马齿苋，捣烂敷在疮面上，每日换药就成。马齿苋遍地生长，可食用，有清热解毒、散血消肿之药性。"武元衡很是高兴，如法用了几次，臁疮果然渐渐痊愈了。

后来，对岐黄医术素有研究，同为宰相的李绛听说此事，便将其载入其所著医学专著《兵部手集》中，流传下来。

再后来，到了明朝，李时珍把马齿苋写入《本草纲目·菜部》中，同时在书中也记录了两任宰相与马齿苋的故事。

李时珍《本草纲目·菜部·马齿苋》

有关马齿苋，《本草纲目》是这样写的："其叶比并如马齿，而性滑利似苋，故名。其性耐久难燥，故有长命之称……马齿苋，处处园野生之，柔茎布地，细叶对生，六七月开细花，结小尖实，实中细子如葶苈子状。人多采苗煮晒为蔬……气味酸、寒，无毒。人多食之，然性寒滑。"

寥寥数语，就把马齿苋的特点描述得十分精到。

如今，每到夏季，坊间农家乐常有用马齿苋做的时令小菜，很受欢迎。

马齿苋全草均可入药。要作为食用，需取嫩茎叶除去根部，洗净后直接炒着吃，如清炒、蒜泥炒等。也可以将马齿苋投入沸水中，焯几分钟后，切碎，放入细盐、陈醋、姜末、蒜泥，做凉拌菜吃。马齿苋本身微酸，就无须放醋了。在夏季食用，很是爽口。如今每到夏天，我总会想起马齿苋酸酸的味道，留在唇齿间，令人回味。

在夏天去挖马齿苋，洗干净，煮后晒干，储存起来，入冬后可食用，如马齿苋菜干蒸肉，或是炒辣椒，味道也是不错的。李时珍把"人多采苗煮晒为蔬"用文字记录下来，告诉人们马齿苋夏令采，冬可食。

《浙江民间常用草药》验方

马齿苋是民间常用的中草药，其鲜用效果更佳。《浙江民间常用草药》（第一集、第二集）收载了马齿苋的民间验方，现摘录如下：

治疮毒：鲜草捣烂掩敷患处。

治蛇咬：煎服，并捣烂掩敷。

治痢疾、便血、痔疮出血、白带过多、尿道炎：鲜全草二至四两，水煎服。

治小儿湿疹：全草煎汤，外洗患处，一天数次。

治疔痈：鲜全草捣烂，加食盐少许，外敷患处，每日一换。

治外伤出血：鲜全草洗净，捣烂外敷。

鱼腥草：好撷青青荐越王

王晓鸣

十九年间胆厌尝，
盘馐野味当含香。
春风又长新芽甲，
好撷青青荐越王。

——宋·王十朋《咏蕺》

鱼腥草，又名蕺（jí）菜、折耳根等，客家人称为"狗贴耳"，属双子叶植物三白草科蕺菜属，是一种略带鱼腥味的草本植物，故称"鱼腥草"。我国长江流域以南各省都有生长，常可在野地、路旁、庭园树下等较阴湿的地方发现，大片蔓生。夏季正是鱼腥草盛长的季节，这时茎叶繁茂最适采摘，除去杂质，晒干，即可入药。

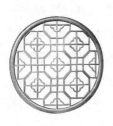

勾践采蕺为食

王十朋《咏蕺》一诗中所咏的"蕺"，就是蕺菜，即鱼腥草。这首七绝说的是勾践采蕺为食的典故，此诗如今刻在绍兴市蕺山西麓的石壁上。

鱼腥草原名蕺菜，早在两千多年前就被作为野菜佐食。相传春秋时期越王勾践卧薪尝胆、立志复国，曾带众人择蕺菜果腹。至今在曾为越国古都的绍兴，还存名一座蕺山，就是当年勾践采蕺为食的地方。到了魏晋时期，蕺菜便正式作为药用，以"鱼腥草"之名收入医药典籍。

南宋时，江浙一带的人还很热衷于吃蕺菜。可惜这个传统好像没有保留下来，现在倒是西南地区的人吃得较多，而且广泛种植，使其由野菜演变成餐桌上常见的一道蔬菜了。

畲族鱼腥草腌菜

饮食是一种习惯，譬如一开始不适应某种食物，但是吃了以后，感觉到好处，就会喜欢上。像大蒜、芫荽、香椿，江浙人刚开始吃的时候往往不习惯其味道，可现在吃的人越来越多。鱼腥草的新鲜茎叶中因为带有一股鱼腥味，一般人往往顾名思义以为气腥味劣，难以下咽，便不愿把它摆上餐桌。

由于工作关系，我去过浙江丽水景宁畲族自治县，采风畲族畲药文化。畲族人靠山吃山的风俗延续至今，就地取材的畲族药膳给我留下了深刻印象。畲民嗜辣、好热食、善饮酒，每餐都少不了火锅，这时搭配一道鱼腥草腌菜是必不可少的。

让我们诧异的是，畲家鱼腥草腌菜的鱼腥味并没有我们想象的那么重。原来，在腌鱼腥草前，用沸水焯一下，加上生姜，腌渍一个月以上，腥味就不重了。生姜本身就有去腥味的作用，鱼腥草性寒，生姜性温，真是绝配。畲民用鱼腥草制作的菜肴还有很多，如紫苏叶炒鱼腥草、鱼腥草煲猪肺等。

鱼腥草泡茶

日本人对鱼腥草更是推崇备至，称其为仙药。他们特别喜欢采集带花的鱼腥草阴干，煮成茶，或者单用花煮成茶，每天饮用。日本学者认为，鱼腥草含有黄酮成分，能保持血管柔软和毛细血管功能，还有利尿、降压作用，可预防动脉硬化和高血压、心肌梗死、脑梗死等。

2015年初夏，我参加浙江省百岁老人长寿因素调研时，曾走访过龙泉龙渊街道沙潭村的百岁老人吴金水。老人常年居住山里，生活简朴。那时院子里正晾晒着鱼腥草，是老人一家平时感冒和夏日泡茶吃的。见我好奇，临走时老人一定要送鱼腥草给我。这是我第一次用鱼腥草泡茶喝，彻底颠覆了鱼腥草有鱼腥味的固有观念。其实，鱼腥草晒干后，加水煎煮或用沸水泡茶，不仅没有腥味，反而散发出淡淡的香气。煎出的汤汁为淡红茶色，细品也有类似红茶的味道，毫无腥味，大家不妨一试。

鱼腥草验方

鱼腥草的药用价值也很高。中医认为，鱼腥草性微寒，入肺经，能清热解毒、消痈肿，常用于治疗肺痈、痰热壅滞、咯吐脓血，以及各种实热性疮疡肿毒等。现在肺痈（大叶性肺炎）、疮疡等疾病明显减少了，但在治疗痰热咳嗽时，鱼腥草仍是一味不可或缺的好药。

笔者收集了现代仍有实用价值的民间验方数则，分享如下：

治喉疾：鱼腥草鲜草加醋捣烂，取汁含漱。（摘自《浙江民间草药（第一集）》）

治肺病咳嗽盗汗：折耳根叶二两，猪肚子一个。将折耳根叶置肚子内炖汤服。每日一剂，连用三剂。（摘自《贵州民间方药集》）

治痢疾：鱼腥草六钱，山楂炭二钱。水煎加蜜糖服。（摘自《岭南草药志》）

治痔疮：鱼腥草，煎汤点水酒服，连进三服。其渣熏

洗，有脓者溃，无脓者自消。(摘自《滇南本草》)

治慢性鼻窦炎：鲜蕺菜捣烂，绞取自然汁，每日滴鼻数次。另用蕺菜七钱，水煎服。(摘自《陕西草药》)

治痈疽肿毒：鱼腥草晒干，研成细末，蜂蜜调敷。未成脓者能内消，已成脓者能排脓（阴疽忌用）。(摘自《江西民间草药》)

治妇女外阴瘙痒、肛痈：鱼腥草适量，煎汤熏洗。(摘自《上海常用中草药》)

香椿：春天的味道

文 王晓鸣

山珍梗肥身无花，
叶娇枝嫩多杈芽。
长春不老汉王愿，
食之竟月香齿颊。
——康有为《咏香椿》

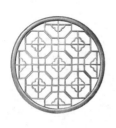

香椿，即香椿芽，又叫香椿头，被世人美誉为"树上蔬菜"。每年清明前后，采摘新发嫩芽，做成各种菜肴，特别是香椿炒蛋更是享誉大江南北。香椿，让人们吃出春天的味道。

香椿富含维生素 C、优质蛋白质和磷、铁等矿物质，是一种营养丰富的野菜。特别是在春季，多吃香椿还能养肝护肝增阳气。香椿中含香椿素等挥发性芳香族有机物，可以健脾开胃、增加食欲。虽然一般人都可以食用香椿，但香椿为发物，《本草纲目》说"椿芽多食动风"，故食之不可过量，慢性疾病患者应少食。

香椿典故

康有为的《咏香椿》不仅描述了香椿的外形特点，一句"食之竟月香齿颊"，更写出了香椿唇齿留香、别具一格的味道。"长春不老汉王愿"这句还蕴含了一个故事：相传刘邦与项羽作战失败后，刘邦饥肠辘辘，便向当地山民讨要吃喝。山民苦于一时无菜，适逢当天谷雨，便从树上掰下一把香椿芽，做了两个菜。刘邦食后感觉香醇无比，遂问香椿芽为何如此好吃。山民答道："雨前香椿嫩如丝，雨后香椿生木质。"刘邦叹道："但愿香椿能长春！"

香椿在古人眼里是长寿树，庄子在《逍遥游》中说："上古有大椿者，以八千岁为春，八千岁为秋，此大年也。"意思是上古的大椿树以人间八千年当作自己的一个春季，以八千年当作自己的一个秋季，可见寿命之长久。于是后人便常用带"椿"字的词语来祝福，如以"千椿"形容千岁，以"椿寿"作为对长辈的祝寿。"椿"后又成为父亲的代称，称父亲为"椿庭"，母亲为"萱堂"，因而常以"椿萱"作为父母的代称，父母健在称为"椿萱并茂"。唐朝牟融有"堂上椿萱雪满头"诗句，就是指父母年老、头发皆白之意。

香椿生活

俗话说："门前一株椿，春菜常不断。"记得小时候，一到春天，我就盼着香椿树快快发芽，因为有了香椿芽，就可以吃到鸡蛋了，家里难免要炒上几回香椿芽炒鸡蛋。那时候，浙江农村的香椿鲜有人理会，我们就拿上竹竿去打香椿芽。因为椿芽儿嫩且脆，竹竿轻轻一碰，一簇簇香椿便应声而落，只需在树下捡拾掉落的香椿芽即可。见我们采摘香椿芽，村民都觉得奇怪："这还好吃啊?!"因为香椿有股特殊的气味，跟芫荽一样，喜欢的人很喜欢，不喜欢的人却无法接受。我打小就爱极了香椿，奶奶做的香椿炒蛋，虽然以香椿为主，只有一点点鸡蛋，但我觉得那是春天里最好的美食。

小时候只知道香椿好吃，还不知道它有这么多营养保健作用。如今，越来越多的人爱吃香椿了。市场上香椿芽的价格一直居高不下，早春时节30元才买到1小撮，香椿炒蛋也变成鸡蛋唱主角了。近几年，香椿的大棚种植技术应运而生，超市、菜场卖的大都是这种种植的香椿，总感觉不及小时候的香椿美味浓郁，我还是喜欢自己采摘的农家香椿。

在春暖花开时节，去乡下赏油菜花观桃花，如果留意，农村的小院旁还可见到香椿树。当香椿树冒出嫩嫩的绿芽时，你不妨问问村民，往往会得到首肯，有的村民还会给你拿来竹竿等工具，帮忙采摘。掐下嫩芽，回家做一盘香椿炒鸡蛋，或者切碎了加点油盐，做成香椿拌豆腐，就成了春天里最好的味道了。难怪连苏轼都盛赞："椿木实而叶香可啖。"当你品尝着香椿的美味时，是不是觉得香椿的美食文化别有一番情趣呢？

薤白：阳春三月采胡葱

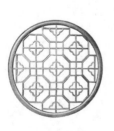

文 王晓鸣

隐者柴门内，畦蔬绕舍秋。
盈筐承露薤，不待致书求。
束比青刍色，圆齐玉箸头。
衰年关鬲冷，味暖并无忧。
——唐·杜甫《秋日阮隐居致薤三十束》

薤，因具有强烈的葱蒜气，又名野蒜、野葱，浙江人多叫它胡葱。因其根呈白色，故名薤白。我们一般将薤的全草称为"胡葱"，常作食用；根部称为"薤白"，作药用。

薤白性温味辛、苦，入心、肺、胃、大肠经，具有温中通阳、行气散结的作用，适用于胸痹心痛、腹胀、腹泻等。胡葱全草都可食用，既是佐餐佳品，又有一定的药用保健功效，民间有用薤白煮水治疗感冒的做法。薤白的钙、磷等无机盐含量极高，经常食用有利于强健筋骨。

医籍文人话薤白

薤白是人们较早就认识和食用的一味菜肴兼草药。《黄帝内经·素问》中就有对薤白的记载："五谷为养，五果为助，五畜为益，五菜为充，气味合而服之，以补精益气。"其中的五菜是指：葵、韭、薤、藿、葱。由此可见，早在两千多年前，薤就已经成为人们餐桌上的蔬菜了。

医圣张仲景在《金匮要略》中也有用薤白的方剂温通心阳，治疗胸痹，如："胸痹之病，喘息咳唾，胸背痛、短气，寸口脉沉而迟，关上小紧数，瓜蒌薤白白酒汤主之。""胸痹不得卧，心痛彻背者，栝（瓜）蒌薤白半夏汤主之。""胸痹心中痞，留气结在胸，胸满，胁下逆抢心，枳实薤白桂枝汤主之。"这些方剂，因疗效显著至今还在临床上广泛应用。

《神农本草经》记载了薤白的性味、功效等："薤，味辛，温。主金疮疮败；轻身不饥，耐老。生平泽。"《本草纲目》对薤的生长、形态、采摘等亦有描述："小蒜野生，处处有之。苗、叶、子皆似大蒜，而细数倍也；苗如葱针，根白大者如鸟芋子。""五月叶青则掘之，否则肉不满也。"

薤白因其洁白如玉，形如珍珠，香气浓郁，味美可口，受到历代文人墨客青睐。杜甫在《秋日阮隐居致薤三十束》中叹道："束比青刍色，圆齐玉簪头。衰年关鬲冷，味暖并无忧。"诗中对薤的描述形象生动，也提到了薤白的功效。当诗人饮下薤白以后，"关鬲"的不适迅速得以缓解，忧愁也随之而逝。宋朝诗人陆游在《咸齑十韵》中写道："冻齑此际价千金，不数狐泉槐叶面。"赞美了腌胡葱的美味。

古人还用薤白来酿酒。唐朝白居易诗云："今朝春气寒，自问何所欲。酥暖薤白酒，乳和地黄粥。"李商隐亦留下了"月从平楚转，泉自上方来。薤白罗朝馔，松黄暖夜杯"的诗句。

春天养阳食胡葱

关于胡葱的食用法，李时珍就总结过："其根煮食，苇酒、糟藏、醋浸皆宜。"将采挖来的胡葱拣去杂草，去除须根，既可炒食，也可腌食。为便于保存，可以将洗净后的胡葱蒸透，或置沸水中烫透，晒干贮存。

以下有几种胡葱的加工方法，不妨一试。

糖醋薤白：取胡葱根部，盐腌渍两三天，然后撒点白糖，倒入白醋，装进密封瓶子里，十几天后便能食用。甜脆爽嫩，是开胃解腻的佳肴。

胡葱煎蛋：把胡葱切末，与打好的鸡蛋混合倒入油锅里，两面煎至金黄，香气扑鼻，辛香开胃，宽胸理气。

薤白粥：用薤白和粳米一起煮粥，能宽胸顺气、消除积食，适用于慢性腹泻、小儿积食等。

胡葱蒸肉：晒干的胡葱和腌肉或鲜肉一同上笼蒸透，食之肥而不腻，回味无穷。

胡葱虽为寻常野菜，但那份来自泥土的朴实，吸引着众多食客。每年清明前后，是采挖胡葱的黄金时节。胡葱的嫩叶细细长长，山坡上、杂草丛中都可觅得踪迹，不过胡葱长得像青草，得用心辨别才能找到。有的轻轻用手一拽就能连根拔起，有的则要借助小铲等工具。当挖到一串白白圆圆还带着泥土的薤白茎球时，满是收获的喜悦，别提有多开心了！

《黄帝内经》云："春三月，此谓发陈。天地俱生，万物以荣，夜卧早起，广步于庭，被发缓形，以使志生……此春气之应，摄生之道也。"这句话是说，春天是万物复苏的季节，是人与自然界一同焕发生机的好时节。人应当晚睡早起，多到室外散步，舒展身体，宣发情志，这就是顺应春气的养生法则。春天，宜多食用辛甘微温之食物，因为辛甘发散为阳，可助春阳之升发，而温食有助于维护人体阳气。胡葱是春季野菜，食之应时，温中通阳，一年之计在于春。

阳春三月，微风温煦，郊游踏春，放飞心灵，采挖胡葱，升发阳气，赶快行动吧！

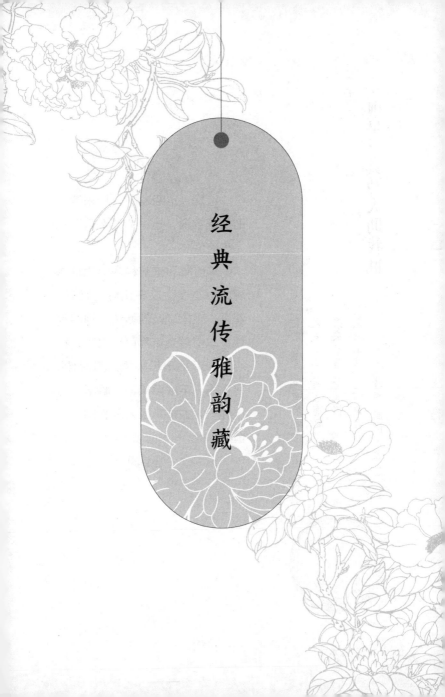

经典流传雅韵藏

车前草：真乃天助我也

文 王晓鸣

采采芣苢，薄言采之。
采采芣苢，薄言有之。
采采芣苢，薄言掇之。
采采芣苢，薄言持之。

——《诗经·国风·芣苢》

这是《诗经》中人们采芣苢时所唱歌谣，这里的"芣苢"就是车前草。

车前草为车前科多年生草本植物，主要生长在山野、路旁、花圃、菜园以及池塘边、河畔等地。车前草全年都可以采收，在春季新叶抽出后采集质量最佳。夏秋季剪下成熟果穗，晒干，搓出种子，去掉杂质入药，即为车前子。

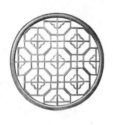

马武将军与车前草的故事

相传，汉朝初年，内战频仍，外族入侵，边陲不断被羌人骚扰，朝廷派大将军马武前去征讨。由于地形不熟，马武与众将士在战斗中被困于一荒无人烟的洼地，形势十分危急。

一天早上，马武正在帐中与众将商议退军之策，手下一名叫张勇的小将前来禀报："将军，昨晚又有两百多名士兵和十多匹战马死亡。"马武一听心急如焚，却又束手无策。由于地形生疏，盛夏久晴不雨，被困在洼地里的士兵和战马连日征战喝不到水，死伤惨重。许多士兵还染上了一种怪病：小腹胀痛，尿中带血，痛苦不堪，每天都有不少士兵死亡。雪上加霜的是，这种怪病还传染给了战马，致使战马也相继死亡。士兵疲惫，疾病困扰，战马死亡，这还如何应战？

又一天早上，张勇朗声告禀："将军，战马的病已经好了。"

原来，马武手下有位精明能干的马夫，由于心疼染病的战马，便将马缰松开，让它们自由觅食。这天早上，马夫去马棚巡查时，竟发现几匹战马精神好转，而且尿中无血了。马夫十分惊奇，心想，定是战马吃了什么，不然怎能不治自愈呢？马夫细加观察，发现车前不远处有一大片像牛耳的野草，已被几匹战马几乎吃光。于是，他也挖了一些这种草吃下去，结果自己的血尿也好了。

马武随即下令让众将士和战马尝食这种牛耳草。几天后，全军人马霍然而愈，众将士士气高昂，在马武的指挥下，终于将羌人打败了。

战后，马武想起这救命草，便问是在哪儿发现的。马夫向前一指说："就在大车前面的那片地里。"马武哈哈大笑："真乃天助我也，好一个车前草！"

从此，车前草可治疗尿血的功效就流传下来，李时珍在《木草纲目》中把车前草列入草部第十六卷。

车前草与车前子功效同中有异

有关车前草，《本草纲目》是这样记载的："春初生苗，叶布地如匙面，累年者长及尺余。中抽数茎，作长穗如鼠尾。花甚细密，青色微赤。结实如葶苈，赤黑色。今人五月采苗，七月、八月采实。"在春天采收车前全草，入药为车前草，鲜品功效最佳；夏秋季采收果穗，搓出种子，晒干入药，为车前子。

车前草（子）是利水渗湿类中药，性寒味甘，归肝、肾、膀胱经，具有清热、利尿、祛痰、凉血、解毒等功效，主治小便不利、尿血、水肿、痰热咳喘、痈肿疮毒等症。车前子与车前草功效同中有异，均有清热、利尿、祛痰作用，而车前子偏重于止泻、明目，适用于热痢、湿热泄泻；车前草则偏重于凉血、解毒，在临床使用时需认真选择。

车前草验方摘录

《本草纲目》附方

小便不通：车前草一斤，水三升，煎取一升半，分三服。

小便尿血：车前草（捣汁）五合，空心服。

《浙江民间常用草药(第二集)》

水肿、小便不通：鲜车前草一两，水煎服。或鲜车前草加鲜马蹄金各等量，蒜瓣一个，烧酒少许，共捣烂，烘热敷脐上，待小便多时，即去药。

尿路感染：鲜车前草一两，加萹蓄五钱至一两，水煎服。

高血压：车前草一两，加鱼腥草一两，水煎服。

《中华本草》

慢性支气管炎：每日取干车前草30～60克，鲜者加倍，用冷水浸泡30分钟，用武火煎煮2次服用，每日1剂，连用3～5天即可减轻症状或痊愈。本方特别对肺热咳嗽气喘疗效甚佳。

痛风性关节炎：取干车前草30～60克，鲜者加倍，水煎2次服用，每日1剂，连续服用，服药后分别于用药12～15天内症状缓解。为防止复发，以后每隔20天服药10～15剂。

木槿花：夏之舜华

文 王晓鸣

有女同车，颜如舜华。
将翱将翔，佩玉琼琚。
彼美孟姜，洵美且都。
——《诗经·郑风·有女同车》

《诗经》中"有女同车，颜如舜华"的诗句，以木槿花来比喻同车女子的美丽容颜，后世就把木槿花称作"舜华"。木槿花的花语是正能量的，被誉为"坚韧，永恒的美丽"。

木槿的花、根、叶、皮全株均可药用。《本草纲目》记载，木槿"甘、平、滑，无毒"，具有清热利湿、凉血解毒的功效，常用于治疗肺热咳嗽咯血、肠风泻血、赤白痢疾、痔疮出血、带下白浊、热淋水肿、痈肿疮疖等。

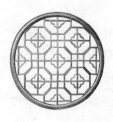

夏日里的清凉

某年夏季去开化出差，闻得被李时珍写进《本草纲目》的"蟠姜"就长于开化蟠桃山，临时起意去看看。车行至开化高速口，右拐上山便是蟠桃山。山虽不高，但也需九曲十八弯，才能抵达山顶。名曰蟠桃山，不知与王母娘娘的蟠桃会有无关系？

车到蟠桃山顶，地势渐趋平坦。这里气候湿润凉爽，阳光充足，土质肥沃。据农户说，这里种庄稼几乎不用施肥，十分适宜植物生长。"蟠姜"就是蟠桃山的生姜，因产地而得名。炎炎夏日，种植基地的"蟠姜"长势喜人。此时还未到采收季，要到秋季才能见到清乾隆年间被选作贡品呈送朝廷的"蟠姜"的真面目。

蟠桃山顶上有一个小村庄，人口不多，种些瓜果蔬菜，自给自足有余。时值二伏天，正是最炎热的天气，走在山路上，感觉一阵清凉。亲自采摘的西瓜，咬一口，满嘴甜爽。路边，各种乡野花卉果蔬，不少曾是相识，苦瓜、秋葵、鸡冠花、辣蓼……最吸引我的，却是路边盛开的木槿花。

在炎热的暑天，采摘一些木槿花，去蒂洗净后，与其他食材同煮成汤，只需加入少量香油、葱和盐，就会烹制出一锅清热祛暑、美味滑爽、富有营养的汤羹。几次去开化，都品尝到用木槿花做的菜肴，如用新鲜花朵和排骨做汤，花微香，味甘，口感清滑；也可调入面糊和葱花等，入油锅炸至微黄，食之松脆可口；还可以将木槿花和冰糖、银耳一起做成甜羹。木槿花的美食，你期待吗？

奶奶的"摩丝"

木槿作为观赏花木，适合布置在路旁、庭院用作花篱。木槿的花期很长，从春到秋，此起彼伏地开放。可是，对一朵木槿花而言，它的生命却只有一天，难怪李时珍在《本草纲目》中说："此花朝开暮落，故名日及、日槿、日舜，仅荣华一瞬之意也。"唐朝诗人李商隐作诗《槿花》："风露凄凄秋景繁，可怜荣落在朝昏。未央宫里三千女，但保红颜莫保恩。"有感于后宫女子如同木槿，韶华瞬间易逝。

我从幼时记事起就认识木槿花了。那时，奶奶经常采摘一些木槿花，捣烂后加适量水浸泡，做成木槿花水。给我梳头时，梳子上蘸上一点木槿花水，就可以令头发光滑服帖。那时，木槿花水就是奶奶的"摩丝"，用来护发。

现在，我留意到，日常用的美发护肤产品，如摩丝、沐浴泡泡、保湿水、润肤露里，就含有木槿花的提取液。古时的后宫嫔妃们若知道木槿花的美容作用，也不用担心红颜不保了。

事物都有其两面性，虽然木槿花仅开一朝夕，但每次凋谢都会带来更灿烂的绽放。木槿花色有白有粉有红有紫，如此缤纷多彩，又带来了褒贬不一的寓意，自古以来屡屡出现在诗词和其他文学作品里。

好了，此番去蟠桃山看"蟠姜"，引出了木槿花的故事。若你遇到了木槿花，一定记得为它驻足，欣赏它，拍张照，因为几小时后，它便完成了一生的使命……

蝉蜕：知否？知了

文 王晓鸣

阴阴叶底午蝉嘶，
满腹春风寄一枝。
下有行人正愁绝，
不知幽咽自缘饥。
——宋·朱松《蝉》

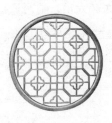

　　夏日来临，又到了知了鸣唱的季节。正午前后，天气愈热，枝头的知了叫得愈响，大有与太阳公公比高低之势。有人说，知了欢快的叫声，给枯燥的暑天平添了几分野趣和生机，是大自然赋予人类的天籁之音；也有人说，知了喋喋不休的鸣叫声，给炎炎夏日带来了无聊聒噪和烦热，扰人心绪——这些都是仁者见仁、智者见智的个人喜好罢了。

　　知了，学名蝉。"金蝉脱壳"这个成语大家都知道，其中的"壳"就是蝉蜕，也叫蝉退，它是知了从幼虫变为成虫时留下来的，故又称为蝉衣。蝉蜕性凉，味甘、咸，具有宣散风热、透疹利咽、退翳明目的功效，常用于风热感冒、咽喉肿痛、风疹瘙痒以及惊痫抽搐等疾的治疗。

知了知了，童年回忆

小时候，我最喜欢听知了叫。"知了叫，暑期到"，那时的暑假可是孩子们真正快活的假日——很少有暑假作业，也没有兴趣班、培训班，可以"上天入地"自找乐趣。其中一个节目就是捉知了，特别是刚脱壳的知了。我和弟弟合作，他上树捉知了，我负责在下面捡知了壳，刚出土的知了幼虫或刚脱壳的知了比较容易捉到。在那物资匮乏的年代，捉知了一可以逗趣玩乐，二可以油炸果腹，油炸知了可是美味佳肴，营养丰富，又香又鲜。知了壳捡了收集起来可以卖钱，得了零花钱，约上几位要好的同学出去玩耍，别说有多"疯"了。那时还不知道知了壳是中药材，可以治疗疾病。

后来，我们长大了，再也不能像孩童时那样上树捉知了了，杭城的马路上也难得听到知了的鸣叫。我们有了更好吃的食物，也不会惦记油炸知了的美味了。逐渐地，知了远离了我们的生活。直到考上浙江中医药大学，学习了中药学后，才了解到知了壳——蝉蜕是一味非常好的中药材。

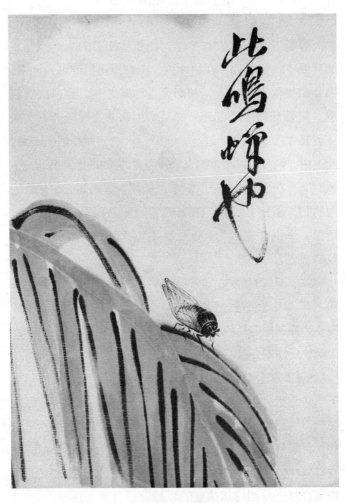

齐白石《鸣蝉》

知了知了，主治风热

要真正了解蝉蜕的药性，就要从知了的生活习性说起。知了一般将卵产在树木内，虫卵孵出后即钻入地下，吸食植物根部的汁液，长期秉受浊阴之气。经过数次蜕皮，需要几年才能成熟。蝉从幼虫到成虫要经历五次蜕皮，其中四次在地下进行，而最后一次，则是钻出土壤，爬上树，蜕去干枯浅黄的壳（蝉蜕）。蝉的一生，虽然大多数时间都在泥土中度过，但最终的蜕变远离泥土，化浊阴为清阳，羽化上枝头，鸣唱知了，曲尽命终，不枉一生。所以，李时珍说："蝉乃土木余气所化，饮风吸露，其气清虚。"

关于蝉蜕的功效，李时珍又说："故其主疗，皆一切风热之证。古人用身，后人用蜕。大抵治脏腑经络，当用蝉身；治皮肤疮疡风热，当用蝉蜕，各从其类也。"文中一言以蔽之：蝉蜕主疗"一切风热之证"。

张锡纯的《医学衷中参西录·蝉蜕解》记载："蝉退，无气味，性微凉。能发汗，善解外感风热，为温病初得之要药。"雷少逸的《时病论》中亦载述辛凉解表法：治风温初起，用蝉蜕5克（去足、翅）、薄荷7克、前胡7克、淡豆豉20克、瓜蒌壳10克、牛蒡子7克，水煎服。可见蝉蜕实在是一味治疗风热证的好药。

知了知了，善治喑哑、夜啼

"蝉亦止小儿夜啼，又善医音哑。"张锡纯的这段话极富见地。张锡纯还记录了医案一则："忆一九三六年秋，余友姚××，偶为外感所袭，音哑月余，余为拟方，用净蝉退二钱，滑石一两，麦冬四钱，胖大海五个，桑叶、薄荷叶各二钱，嘱其用水壶泡之代茶饮，一日音响，二日音清，三日全愈。以后又用此方治愈多人，屡试屡验。"我的嗓子不好，经常声音嘶哑，常用此方除去滑石，煎水喝，效果上佳，读者们不妨也试试。

关于小儿夜啼，多以心肝经热为多。用蝉蜕其寒以清热，与连翘同用，或单用，临床用之屡见效验。究其医理，李时珍曰"取其昼鸣而夜息也"。

蝉蜕还适用于小儿高热惊厥、抽动症、多动症等，常常与钩藤、僵蚕等同用，如前贤陈修园所述："肝胆之风火，蝉具金水之气，金能制风，水能制火，所以主之。"

有一首诗写得好："知了知了，坚韧却微小。朝饮甘露，暮咽高枝。于春蛰冬伏，在夏生秋亡。时时鼓噪聒鸣，却活得通透明了。"我想，知了一生蛰伏地下，成熟蜕壳后，生命短暂，却依然登上枝头，蝉鸣自欢，不默而死，留下蝉衣清透，良药不凡。知否？知了。

文 王晓鸣

石菖蒲：益智开窍良药

雁山菖蒲昆山石，
陈叟持来慰幽寂。
寸根瘦密九节瘦，
一拳突兀千金直。

——宋·陆游《石菖蒲》

这首诗写的是陆游与石菖蒲的故事。陆游与表妹唐琬相爱并结为夫妻，婚后不久，唐琬得了尿频症，一昼夜排尿达20多次，把她折磨得终日不宁。一日，名医郑樵来到陆游家中，开了处方，将石菖蒲、黄连各等分，研末，每日早晚以黄酒冲服6克。唐琬服了几天，病竟痊愈了。陆游十分感激郑樵，也对石菖蒲赞誉有加，遂挥毫写下《石菖蒲》这首诗。

石菖蒲，生长于我国长江流域以南地区，特别适宜于山涧浅水石上，以及溪流旁的岩石缝中，被古人视为奇异植物，能够"忍苦寒，安淡泊，与清泉为伍，不待泥土而生"，其生命力和适应性都很强。

适情养性，文人墨客青睐有加

石菖蒲自古就为人所识，《诗经》中有"彼泽之陂，有蒲与荷"的记载。历代文人也多有吟咏石菖蒲的诗作，除陆游外，杜甫、苏轼等人也有不少赞美石菖蒲的诗句。

明朝王象晋在《群芳谱》中写道："乃若石菖蒲之为物，不假日色，不资寸上，不计春秋，愈久则愈密、愈瘠则愈细，可以适情，可以养性，书斋左右一有此君，便觉清趣潇洒。"不但写出了石菖蒲生命力顽强的特性，也道出了其自古就为人们所喜爱，并常作案头摆设的情景。传说古人夜读，常在油灯下放置一盆菖蒲，就是取石菖蒲"收烟无害目之患"的功能。

古人把石菖蒲视作神草，将农历四月十四日定为其生日。《群芳谱》说："四月十四，菖蒲生日，修剪根叶，积梅水以滋养之，则青翠易生，尤堪清目。"也就是说，在这一天修剪菖蒲的根叶，然后用梅雨季节的雨水来滋养它。

石菖蒲虽无牡丹之丽，却有兰菊之雅，因此与兰花、菊花、水仙并誉为"花草四雅"。正由于石菖蒲的神性，用其制作盆景和点缀庭院，既具有较高的观赏价值，又有辟秽驱虫的作用。

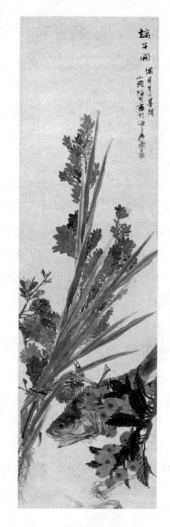

清·任伯年《端午图》

延年益智，道家仙人推崇备至

道家颇为看重石菖蒲延年益智的作用。《仙经》称其为"水草之精英，神仙之灵药"。《道藏经》云："菖蒲风干为丸，每旦酒饮三十丸，临卧更服三十丸。服至一月消食，二月痰除，服之五年骨髓充，颜色泽，白发黑，落齿更生。"

陆游还写过一首《菖蒲》，赞美石菖蒲延年益寿的功效："古涧生菖蒲，根瘦节蹙密；仙人教我服，刀匕蠲百疾。阳狂华阴市，颜朱发如漆。岁久功当成，寿与天地毕。"

诗中说到"仙人教我服"，这里还有一段传说。《神仙传》中记载，有一次汉武帝刘彻登嵩山，至山顶忽见眼前一人，身高二丈，耳长垂肩，仙风鹤须，气度不凡。汉武帝忙上前施礼问道："仙者是何方人士，怎会来到这里？"只听老者答道："我乃九嶷山中人也。听说中岳（五岳之中，嵩山为中岳）山顶的石头上，生有一种草叫石菖蒲。此草一寸九节，吃了可以长生不老，所以特地到这儿来采集它。"说完之后，老者就突然不见了。汉武帝对左右侍臣说："这位老者并不是自己想采食菖蒲，而是特意来告知朕的。"

虽然这则故事带有神话色彩，但石菖蒲确是一味益智通窍的良药。王秉衡在《重庆堂随笔》中也赞道："石菖蒲舒心气，畅心神，怡心情，益心志，妙药也。"

以通为补，菖蒲美酒传颂典故

江南人家认识石菖蒲，往往源于一些习俗：端午时节，在家门口悬挂菖蒲，祛邪避瘟；夏秋之夜，燃烧菖蒲，驱蚊灭虫。其实，药用的石菖蒲与家里悬挂的菖蒲并非同一种。

饮菖蒲酒也是端午节的风俗，大约在东汉时代就有菖蒲酒了。《后汉书》中有这样一段故事：有个叫孟佗的人极想当官，却又无才无功，便想了个办法，不惜重金买了一坛菖蒲酒，献给当朝宰相张让。张让接菖蒲酒后喜形于色，当即封孟佗为凉州五品刺史。一坛菖蒲酒，换得刺史官，这从一个侧面说明了当时菖蒲酒的身价。

菖蒲酒是我国较早的名酿美酒之一，被历代宫廷列为端午节必备的御用酒浆。到了明朝，端午节这一天，皇帝除自己饮用外，还要赐给官眷内臣一起品尝。《水浒》《西游记》中都有称颂菖蒲美酒的佳句。

宋《太平圣惠方》记载："菖蒲酒，主大风十二痹，通血脉，调荣卫，治骨立萎黄，医所不治者。"《本草纲目》亦云："菖蒲酒，治三十六风，一十二痹，通血脉，治骨萎，久服耳目聪明""端午日（石菖蒲）以酒服，尤妙。"足见菖蒲酒具有强身保健之功效。

石菖蒲本身并无补益作用，其真正的功效在于以通为补，对于实证缠身、血脉不畅之人最为合适，菖蒲酒更能行其药势。

本草医籍，经典名方流传百世

石菖蒲药用，首载于《神农本草经》，被列为上品。据古代医典记载，石菖蒲有很多功效，也有诸多名方。现代大多认为石菖蒲主要有两方面功用：一是化痰开窍，治疗痰蒙心窍的中风、癫痫、神志不清等证和痰浊壅阻、清阳不升所致的健忘、耳鸣耳聋，或痰浊阻滞经络的肢体不利之证；二是化湿和中，治疗湿阻中焦所致的胸腹胀闷、腹痛吐泻、食欲不振等病症。此外，石菖蒲还可作为香料，有提神、通窍、祛邪、辟秽之功能。

简述两首方剂。

济生涤痰汤：治中风痰迷心窍，舌强不能语；石菖蒲常与半夏、胆星、橘红等合用。

千金开心散：治健忘证；石菖蒲常与人参、茯苓、远志等配伍。

明末清初名医傅青主用石菖蒲3克、黄连6克，水煎服，治疗口舌生疮。傅氏说："此方不奇在黄连，而奇在菖蒲，菖蒲引心经之药……此所以奏功如响也。"

名老中医焦树德教授认为，石菖蒲有开通心窍、宣气除痰的作用。气闭于胸膈之间而胸闷胀痛等，用菖蒲开通，甚有效。焦氏对心绞痛偏于气闭不通者，常在方药中加石菖蒲6～10克，有帮助除闷止痛的功效。

石菖蒲叶青、花赤、心黄、根黑、节白，就颜色而言，它的归经是全面的；但论起功效，则以心、胃经为主。它性温，味辛、苦，具有豁痰宣窍、聪耳明目、养心益智、化湿开胃等功效。石菖蒲借其芳香清馨之气，而能疏畅气机，使清阳上升、九窍通灵，以聪耳明目、开心益智。

一言以蔽之：益智开窍，以通为补，良药石菖蒲也。

鸭跖草：竹叶蓝花

文 王晓鸣

竹叶蓝花蝴蝶飞，
一枝娇艳檐下垂。
鸭跖鸡舌稚子喜，
清热利尿幼病治。

——王晓鸣《鸭跖草》

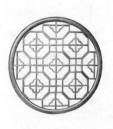

鸭跖草有很多别名，如鸡舌草、碧竹草、竹叶草、耳环草、蓝姑草、淡竹叶菜、竹鸡草、碧蝉花等，中药学名为"鸭跖草"。鸭跖草是江南地区常见的中草药，多生于湿润阴处，为一年生本草，春天常常在路边和山坡上发现其踪迹，6～7月开花期采收全草，鲜用或晒干切段入药。

鸭跖草长于清热又能利尿，性寒，味甘、淡，归肺、胃、小肠经。因具有清热解毒、利水消肿的功效，常用于风热感冒、高热不退、咽喉肿痛、水肿尿少、热淋涩痛、痈肿疔毒、毒蛇咬伤等。

本草故事

上小学时，我就认识鸭跖草了，喜欢称之为"碧竹草"，因为它的花是蓝色的，而叶子像竹。四五月间到野外郊游，见到鸭跖草，常顺手把它挖回家，移植在花盆中，种活后悬挂于走廊或屋檐下，或是放在书橱和花架上。只要保持湿润稍阴的环境，它就生长得很快，枝叶沿花盆四周随意下垂，随着夏季的到来，朵朵蓝花绽放，煞是好看。

上大学前，我参加过部队的卫训班，最喜欢的课是中草药学。这门课使我首次接触到中草药知识，也算是启蒙教育吧。我认识了很多草药，特别是药食两用的植物。就在那时，知道了鸭跖草有很多功效，目睹教员用鲜鸭跖草捣烂后外敷，救治毒蜂咬伤的患者。就是从那时候起，每年三四月份我就喜欢到郊外采野菜，一直延续至今，既丰富了家里的菜肴，又可以起到医疗保健作用。

大学毕业后，我成为一名儿科医师。记得第一次门诊我就遇上一名水痘患儿，当时就懵了，怎么处理呢？坐在对面的老医师赶紧提醒我：先给患儿化验血常规。患儿离开后，我赶紧跑进更衣室，翻开《中医儿科学》——水痘轻证用银翘散。银翘散原方中并无鸭跖草，但由于水痘为时邪挟湿，我便加用了最为熟悉的鸭跖草，协助方剂中的淡竹叶，加强利尿渗湿的作用。三天后，患儿来复诊，当家长告知已不发热、水痘也逐渐结痂时，我心里美滋滋的。

由于小儿"阳常有余"，易患热病，临床上常采用"热则清之"的治疗方法，但清热药大多苦寒，小儿难以接受。鸭跖草性寒，味甘、淡，用于风热感冒、急性扁桃体炎、手足口病、水痘等，口感好，疗效佳，目前是我治疗外感热病的必用药物。

如有条件的话，建议大家在春天移栽一些鸭跖草。它既可作观赏植物，又可作鲜药治疗外感热病，在暑天还可以自己制作防暑降温茶，一举三得。

本草论典

有关鸭跖草，《本草纲目》是这样记载的："三四月出苗，紫茎竹叶，嫩时可食。四五月开花，如蛾形，两叶如翅，碧色可爱。结角尖曲如鸟喙，实在角中，大如小豆。豆中有细子，灰黑而皱，状如蚕屎……主治寒热瘴疟、痰饮疔肿、肉症涩滞、小儿丹毒、发热狂痫、大腹痞满、身面气肿、热痢、蛇犬咬、痈疽等毒。"

《本草纲目》中收载的附方：

小便不通：竹鸡草一两，车前草一两，捣汁入蜜少许，空心服之。

下痢赤白：蓝姑草（即淡竹叶菜），煎汤日服之。

喉痹肿痛：鸭跖草汁点之。

五痔肿痛：耳环草（一名碧蝉儿花），软纳患处，即效。

本草验方

《浙江民间常用草药（第二集）》中收录了有关鲜鸭跖草的验方3则。

治水肿、腹水：鲜鸭跖草二至三两，水煎服，连服数日。

小儿丹毒、热痢以及急性热病的退热：用鲜鸭跖草二至三两（干的一两），重症可用五至七两。水煎服或捣汁服。

治关节肿痛、痈疽肿毒、疮疖脓疡：将鲜鸭跖草捣烂，加烧酒少许敷患处，一日一换。

由叶桔泉编著的《食物中药与便方》中收载了鸭跖草便方11则，现摘录其中3则。

上呼吸道感染、扁桃体炎：鲜鸭跖草全草洗净捣烂绞汁，以温水冲服，一日2～3次；或用全草60～90克，水煎服即可。

急性风湿热、尿酸性痛风、关节红肿疼痛：鸭跖草60克，白毛夏枯草30克，水煎服（取鲜草捣烂绞汁服用更佳）。

各种感染发热：大量鸭跖草水煎服（本品药性和平，多服无弊）。

本草医话

小儿外感时行疾病，一年四季都有，现代的流行性感冒、手足口病、水痘、风疹、幼儿急疹、流行性腮腺炎等疾病均包括在内。小儿外感时发病急、传变快，常表现为高热不退，诊治时需按其体质强弱、感邪轻重、四时六气之不同，结合兼挟症状，明确诊断，及时处理，以免产生并发症。这类疾病初期的治疗大法是辛凉解表、清热解毒，常用方剂为银翘散。方中银花、连翘辛凉透邪、清热解毒，为主药；荆芥、豆豉辛温发汗祛邪，薄荷辛凉解表，共为辅药；牛蒡子、桔梗、生甘草宣肺利咽，淡竹叶、鲜芦根清热生津，皆是佐使药，这样就形成了外感时行疾病的基本方。

暑天感冒多挟湿，手足口病和水痘的发病也与湿有关，这时鸭跖草的应用就相当关键了。银翘散基本方加上鸭跖草10～20克，鲜药可用20～30克，可达事半功倍之效。也可以鲜鸭跖草为主药，高热持续不退加金银花、鲜芦根、薄荷，咽喉红肿加僵蚕、蝉衣，夏季加鲜荷叶，随症治之。

半夏：黄叶霜前的诗意

文 樊多多

齐州多半夏，
采自鹊山阳。
累累圆且白，
千里远寄将。

——宋·孔平仲《常父寄半夏》

以上诗句节选自一首关于中药材半夏的叙事诗。全诗大意为，作者收到一个包裹，里面是采自鹊山的新鲜半夏。家人不认识这种植物，但是看着它"累累圆且白"，十分好吃的样子，于是嘴馋的孩子们当作水果争抢服食而致中毒。老父亲看到这种情况既惊诧又哭笑不得，赶紧拿生姜给孩子们服用解毒。作者感叹于天地造化万物的微妙，于是写下了这首诗。

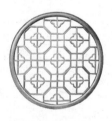

夏至三候半夏生

两宋时期，政府非常重视中医药，组织人员编撰本草和方书，设立校正医书局，铸造针灸铜人，改革医学教育，设立惠民局、和剂局、安剂局、养济局、福田局等，有力促进了医药卫生事业的进步，中医药文化也得到了弘扬和发展。如开篇诗歌中提及的半夏，在《神农本草经》中就有辑录，称其"与姜同用，相使相畏"，所以才有了诗歌中以姜解毒一说。

半夏生存能力强，多见于房前屋后、山野溪边和林下，故又名"守田"。半夏去粗皮后洁白如玉，故又名"水玉"。《本草纲目》载："《礼记·月令》：五月半夏生。盖当夏之半也，故名。守田会意，水玉因形。"古人对本草的认知是十分辩证的，不局限于其本身，而是将它放在天地寰宇、阴阳平衡中客观地看待。人们根据半夏的采收时节，视之为重要的物候植物。《礼记》曰："夏至到，鹿角解，蝉始鸣，半夏生，木槿荣。"半夏，生于夏至日前后。此时一阴生，天地间不再是纯阳之气，夏天也过半，故名半夏。这也从侧面说明了半夏的生长时间和习性。古人还通过半夏来预测疫病的发生，《逸周书·时训解》记："夏至之日，鹿角解。又五日，蜩始鸣。又五日，半夏生……半夏不生，民多厉疾。"

燥湿化痰要药

"半夏"一名，富含诗意，其名由来还有一个悲伤的故事。

在很久很久以前，有一位叫白霞的姑娘，她生活贫苦，常在田野间采挖野菜野草充饥。有一年秋天，白霞挖到一种植物的地下块茎，洗净后白白嫩嫩的，就高兴地吃了下去。谁知下肚后竟呕吐不止，慌忙间她抓起家里的生姜一吃，呕吐竟然止住了。不仅如此，连久治不愈的咳嗽也有所好转。

发现这种植物的妙用后，白霞用这种药和生姜一起煮汤给乡亲们治咳嗽，屡试不爽。但这种植物块茎富含浆液，非常难洗，需多次清洗才能使用，白霞都是在河边用流水清洗。一天，白霞又在河边洗药，没注意雨后湿滑，不慎滑入河中丧命。村民十分悲伤，为感念她的付出，就把这种药命名为"白霞"。后来，人们发现了这种药的生长和采收时间规律，就逐渐把"白霞"称为"半夏"了。

半夏味辛，性温，有毒，归肺、脾、胃经，有良好的燥湿化痰和降逆止呕作用。人们常说的半夏为旱半夏，来源于天南星科植物半夏的干燥块茎，因"五月半夏生，盖当夏之半"而得名，具有良好的祛痰、止呕功效，医家称之为"燥湿化痰要药"和"降逆止呕要药"。"浙派中医"丹溪学派代表人物朱丹溪认为，"怪病多痰"，多种疑难病症可通过"从痰辨证"。

半夏于夏秋季采挖，晒干入药，炮制品有清半夏、法半夏、姜半夏、半夏曲、竹沥半夏等。宋朝医籍《太平惠民和剂局方》有方二陈汤，取法半夏6克、陈皮6克、茯苓9克、炙甘草1.5克（原方尚有生姜、乌梅，而今多不用），水煎服或做丸剂，主治湿痰之证，证见痰多色白、胸膈胀满、恶心呕吐、舌苔白润、脉滑。方中还可加减应用，如寒痰加干姜、砂仁温中祛痰，加瓜蒌、黄芩清热化痰；心烦不眠者，加竹茹、枳壳，清胆和胃化痰。

> 江皋岁暮相逢地，黄叶霜前半夏枝。
> 子夜吟诗向松桂，心中万事喜君知。

在萧瑟秋风里，看着江边风景，大诗人张籍把半夏、松（松叶）、地黄、枝子（栀子）、桂心等中药材巧妙点出，把一首应和诗写得既有意境又耐人寻味。想来本草之于生活，也是康养之外带着诗与远方的气质吧。